Der Pom Pom Pilz

Menschen brauchen
Menschen. Lebenshilfe Vorarlberg gem. GmbH

Fachwerkstätte Sulz
Müsinenstraße 53, 6832 Sulz
Tel. 0 55 22/4 11 68-0, Fax 0 55 22/4 11 68-6

Susanne Ahrndt

Der Pom Pom Pilz

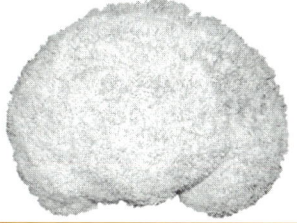

Die neue Heilkraft aus Fernost

Urania

Im Urania Verlag bereits erschienen:

Susanne Ahrndt:
Verborgene Heilkräfte in der Nahrung
ISBN 3-332-00514-6

Monika Buttler:
Die Kaukasus-Kost der Hundertjährigen
ISBN 3-332-00516-2

Sonja Carlsson:
Schön und schlank durch Trennkost
ISBN 3-332-00573-1

Die Autorin: Susanne Ahrndt ist Diplom-Oecotrophologin und Fachautorin in München.

Abkürzungen:
EL = Esslöffel
TL = Teelöffel
l = Liter
ml = Milliliter
kg = Kilogramm
g = Gramm
ca = circa

Die deutsche Bibliothek – CIP-Einheitsaufnahme
Susanne Ahrndt:
Der Pom-Pom-Pilz : die neue Heilkraft aus Fernost / Susanne Ahrndt. - Berlin : Urania-Verl., 1999
ISBN 3-332-01018-2

© 1999 by Urania Verlag in der Dornier Medienholding GmbH, Berlin

Bildnachweis:
Rex Verlagsproduktion, München, Seite 13
Die Autorin, Seite 17, 18, 34
Ketchum Public Relation, München, Seite 38, 40, 42, 49, 51, 53, 55, 56, 58
Deutsches Teigwareninstitut, Seite 36, 44
Eschenbach Porzellan, Seite 59

Umschlaggestaltung: Behrend & Buchholz, Hamburg
Titelbild: Hans Dieter Kellner, Ursula Sonnenberg, Hamburg
Lektorat: Ina Steinbrück
Gestaltung und Satz: Typografik & Design – Ingeburg Zoschke
Druck: Magdeburger Druckerei
Printed in Germany
Gedruckt auf alterungsbeständigem Papier mit chlorfrei gebleichtem Zellstoff.

Inhalt

Vorwort

Immer mehr Menschen hoffen und vertrauen heute, um gesund zu bleiben oder es wieder zu werden, auf den Arzneimittelschatz von Mutter Natur. Mittlerweile wird immer offenkundiger, dass nicht nur Heilkräuter als Quelle für medizinisch wirksame Naturstoffe in Frage kommen. Zahlreiche Studien beweisen, dass in unseren Lebensmitteln ein unglaubliches Reservoir an gesundheitsschützenden und heilenden Substanzen steckt. Neben heimischen Lebensmitteln finden jedoch in jüngster Zeit auch asiatische Speise- und Heilpilze bei Wissenschaftlern und Verbrauchern immer größere Beachtung. In China werden eine Reihe von Pilzen schon seit Jahrtausenden als Nahrungs- und Heilmittel verwendet. Bei einigen ist es in diesem Jahrhundert gelungen, sie »in Kultur zu nehmen«. Das bedeutet, dass diese Pilze nicht mehr mühsam gesammelt werden müssen, sondern das ganze Jahr zur Verfügung stehen und letztendlich auch in unseren Breiten angebaut werden können. Das gilt auch für einen neuen Speisepilz aus dem Fernen Osten, der seit kurzem den Markt erobert. In China wird er wegen seines feinen Aromas als kulinarische Spezialität geschätzt und zugleich in der traditionellen Chinesischen Medizin als Heilmittel zur Steigerung der körperlichen Abwehrkräfte sowie für Magen- und Nervenkrankheiten gerühmt. Es ist die Rede vom weißen Pom Pom, einem cremefarbenen, mit zahlreichen feinen, kurzen Stacheln bedeckten Pilz. Ein feiner Geschmack und seine Vielseitigkeit in der Küche zeichnen den Pom Pom als Speisepilz aus. Zugleich wird von Japan bis Deutschland intensiv Pom-Pom-Forschung betrieben, um seinen heilkräftigen Inhaltsstoffen auf die Spur zu kommen. Offensichtlich gelingt es der Wissenschaft zu beweisen, was man in der chinesischen Volksmedizin schon lange weiß: der weiße Pom Pom ist ein echter Gesundbrunnen.

Gesundheit und viele köstliche Gaumenfreuden mit dem weißen Pom Pom wünscht Ihnen herzlichst

Ihre
Susanne Ahrndt

Heilen mit Pilzen – Die Mykotherapie

Pilze aus dem Fernen Osten gewinnen bei uns immer häufiger Beachtung als starke Nutracueticels. Darunter versteht man Lebensmittel, die neben einer ernährungsphysiologischen Wirkung (nutrition) auch einen pharmakologischen Effekt (pharmaceutical) haben.

In jüngster Zeit häufen sich rund um den Globus wissenschaftliche Studien, die bestätigen, was unsere Vorfahren aus uralter Erfahrung wussten. Mutter Natur hat unsere Nahrungsmittel voll gepackt mit einer Vielzahl von Inhaltsstoffen, die unsere Gesundheit fördern und schützen. So wird zum Beispiel den sekundären Pflanzenstoffen, die in allen pflanzlichen Lebensmitteln wie Obst, Gemüse, Kräutern, Gewürzen und Vollkornprodukten vorkommen, heute große Bedeutung in der Vorbeugung der Geißel Krebs zugeschrieben (siehe auch das Buch »Verborgene Heilkräfte in der Nahrung«, Urania Verlag). Seit einigen Jahren rücken aber auch Pilze, vor allem die Basidiomyceten (Ständerpilze), als so genannte Nutraceuticals und als Quelle für neue Arzneistoffe immer mehr in das Blickfeld der Forschung. In Japan und China, aber auch in Deutschland wurden und werden Basidiomyceten mit Erfolg systematisch auf ihre pharmakologischen Inhaltsstoffe hin untersucht. Allerdings ist es der Wissenschaft bis jetzt gerademal gelungen, in die Oberfläche des Wirkstoff-Reservoirs, das die Pilze zu bieten haben, »einzudringen«, und nur einen Bruchteil von Wirksubstanzen zu finden. Das ist allerdings nicht so verwunderlich, denn das Reich der Pilze ist riesengroß. Vor allem im Myzel der Pilze erwarten die Wissenschaftler zahlreiche Stoffe, die Bakterien, Viren, Pilze und Tumorzellen wirkungsvoll bekämpfen.

Jahrtausendealte Tradition

Während Speisepilze in Europa sowohl in der Schul- als auch Volksmedizin zurzeit keine Bedeutung haben, spielen in Asien, vor allem in China, noch heute Pilze als Nahrungs- und Heilmittel gleichermaßen eine große Rolle. Eine Vielzahl von Pilzen und pilzlichen Inhaltsstoffen sind in China seit beinahe 2000 Jahren als wirkungsvolle Medizin geschätzt. In »Shan Nong Ben Cao Jin«, dem Kompendium der Materia Medica (100 – 200 v. Chr.) werden bereits zahlreiche medizinische Pilze aufgeführt. Die Pilzexperten Q. Y. Yang (Shangai Normal University, China) und S. C. Jong (American Type Culture Collection, USA) haben eine beeindruckende Liste von sage und schreibe 107 Arten von Heilpilzen veröffentlicht, die in der chinesischen Pflanzenmedizin genutzt werden. Die meisten davon sind essbar. Medizinisch verwendet werden vor allem die Fruchtkörper.

Nahrung und Arznei zugleich

Die Pilze werden in der Regel getrocknet und je nach medizinischer Indikation als Sud oder Extrakt, in Pulver- oder Kugelform – oft auch mit anderen Drogen vermischt – verabreicht. In Japan sind bereits einige Pilzinhaltsstoffe als Arzneimittel, die bei der Krebsbehandlung eingesetzt werden, zugelassen.

Ferner sind Heilpilze in Japan und in China unentbehrlich als Health Food, das heißt bei der Herstellung von einer Reihe von gesundheitsfördernden Lebensmitteln. So sind die medizinischen Pilze wichtige Zutaten für heilbringende Menüs (»Yakuzen«). Diese heilenden Speisen – ob Cocktail, Dessert oder Mittagessen – werden mit dem Ziel zubereitet und verzehrt, zahlreiche Krankheiten und Beschwerden zu kurieren, so zum Beispiel, um den Blutdruck zu normalisieren, den Cholesterinspiegel zu senken, die Verdauung zu fördern oder Kopfschmerzen zu lindern. Ferner gibt es zahlreiche Gesundheitstees, die als Teebeutel erhältlich sind und heilende Pilze enthalten. Dafür werden die Pilze im Ganzen oder in pulverisierter Form gekocht und der Extrakt anschließend konzentriert. Zur besseren Handhabung und zum leichteren Transportieren werden die Pilz-Konzentrate gefrier- oder sprühgetrocknet. Man hat die Wahl zwischen Produkten, die aus verschiedenen pulverisierten Pilz-Extrakten bestehen, oder solchen, bei denen die Extrakte mit Vitamin C oder mit anderen Pflanzen wie Gingseng vermischt worden sind. Schließlich werden noch hochprozentige Pilzliköre, einige davon als Schlaf- oder Stärkungstrunk, angeboten.

Große Bewunderung in den USA

Mit großer Begeisterung werden vor allem in den USA die zahlreichen Ergebnisse von Untersuchungen über die Heilpilze aufgenommen. Das Fantastische daran ist, dass die Studienergebnisse nicht nur der Volksmedizin Recht geben, sondern auch neue Verwendungsmöglichkeiten der Heilpilze zeigen. Eine Reihe von pharmakologischen Wirkungen von Speisepilzen sind heute bereits wissenschaftlich belegt. Das medizinische Repertoire der heilenden Pilze ist breit gefächert. Sie hemmen Krebs, senken den Cholesterinspiegel und den Blutdruck, fördern den Blutfluss, senken den Blutzuckerspiegel, bekämpfen Viren, wirken antiallergisch und beeinflussen das zentrale Nervensystem. Natürlich haben nicht alle Pilze dieselben Heilwirkungen.

Viele Speisepilze werden in Japan und China zugleich als Heilmittel eingesetzt. Aber auch in der westlichen Kultur, vor allem in der Neuen Welt, finden asiatische Pilze als starke Gesundheitsförderer immer mehr Beachtung.

Einige wichtige Heilpilze in der Traditionellen Chinesischen Medizin (TCM)

Pilzart	Vorkommen	Heilwirkung
Armiallariella tabescens	auf Hartholz-gewächsen	galletreibend, allgemein entzündungshemmend
Auricularia auricula = Judasohr	auf alten und verrotteten Baumstämmen	stärkt die Gesundheit, regt den Blutkreislauf an, schmerzlindernd
Calvatia gigantea Riesenbovist	Weiden, Steppen	blutstillend, heilt Schwellungen, reinigt Lungen- und Rachenraum
Collybia albuminosa	Mykorrhiza-Pilz	Magentonikum, heilt Hämorriden
Coprinus atramen-tarius Falten-Tintling	Gärten, unter Pappeln	hemmt Entzündungen, fördert die Verdauung, beseitigt Schleim
Fomes officinales Echter Lärchenschwamm	auf Lärchen	stärkt den Magen, gut für die Lungen, gegen Schlangenbisse als Diuretikum
Ganoderma lucidum Glänzender Lackporling, Reishi, Ling Zhi	auf Baumstümpfen am Fuße von lebenden Baumstämmen	regenerierend, heilt Nervenschwäche
Grifola frondosa Maitake, »Tanzender Pilz«	auf Baumstümpfen oder Baumwurzeln	wirkt kräftigend, stärkt die Krankheitsresistenz
Hericium erinaceus Igel-Stachelbart, Pom Pom Blanc, Affenkopfpilz	Spalten und Höhlen alter Laubbäume	gut für Herz, Leber, Lunge, Niere und Milz
Lentinus edodes »Shii-take«-Pilz	an Baumstämmen	entzündungshemmend, bei Haut-ausschlägen, gegen Pilzvergif-tungen,gegen »Leberverhärtung«, kräftigt die Gesundheit, erhöht die Krankheitsresistenz

Einige wichtige Heilpilze in der Traditionellen Chinesischen Medizin (TCM) (Fortsetzung)

Pilzart	Vorkommen	Heilwirkung
Phellinus igniarius Doppel-Feuerschwamm	auf lebenden Stämmen von Pappeln und Weiden	gut für Herz, Niere, Leber, Lunge und Milz
Pleurotus ostreatus Austernseitling	auf Stämmen verschiedener Bäume	lindert Schmerzen, wirkt entspannend auf Muskeln und Gelenke
Tremella fuciformis	auf verrotteten Baumstämmen, vor allem Eiche	Tonikum, Antitussivum, kräftigt die Gesundheit, fördert die Krankheitsresistenz

Quellen: Jang, Q. Y., Jong, S. C., 1989; Hanssen, Hans-Peter, Schädler, Monika, 1982

Das Schlüssel-Ergebnis

Aber eine ganze Anzahl von Verbindungen in den Pilzen stimuliert die Immunfunktionen und hemmt das Tumorwachstum. Das haben Labor- und klinische Untersuchungen bewiesen. Der Botaniker und Naturheilkundler Christopher Hobbs, der in Kalifornien (USA) lebt und praktiziert und sich eingehend mit der Welt der Pilze beschäftigt hat, beschreibt in seinem Buch »Medicinal Mushrooms« die Entdeckung der immunfördernden und tumorhemmenden Eigenschaften von Pilzen als eines der Schlüsselergebnisse der zahlreichen Untersuchungen. Seit den 50er Jahren wurden insbesondere Polysaccharide intensiv erforscht. Das sind komplexe, kettenähnliche Verbindungen, die aus einer Vielzahl von Zuckermolekülen aufgebaut sind. Immer und immer wieder hat sich gezeigt, dass diese Stoffe tumorhemmende und immunsteigernde Wirkungen besitzen.

Nach Christopher Hobbs werden Heilpilze von der Naturmedizin als »Adaptogene« und Immunstimulatoren eingesetzt. Als Adaptogene üben die medizinischen Pilze auf den Körper unspezifische Wirkungen aus, indem sie alle bedeutenden Systeme wie etwa das Nerven-, das Hormon- und das Immunsystem fördern und in Regelungsfunktionen eingreifen. Adaptogene stabilisieren das hormonelle Gleichgewicht und fördern damit indirekt das Immunsystem. Auf diese Weise stärken sie die körperlichen Widerstandskräfte gegen Attacken durch Umweltchemikalien, Lärm, emotionalen Stress oder Krankheitserreger. Es ist ja bekannt, dass zum Beispiel unser Immunsystem geschwächt wird, wenn aufgrund von Stress die Nebennierendrüsen zu viel Cortison ausschütten. Wissenschaftler entdecken gerade, schreibt Christopher Hobbs, dass Nerven-, Hormon- und Immunsystem miteinander verknüpft sind und sich gegenseitig stark beeinflussen.

Polysaccharide, die das Immunsystem ankurbeln und die Tumorabwehr fördern, gehören in Heilpilzen zu den wichtigsten wirksamen Verbindungen.

Als Immunstimulatoren fördern die heilenden Pilze direkt die Abwehrkräfte gegen Krankheitserreger wie Viren und Bakterien. Hauptsächlich steigern sie die Aktivität der Makrophagen. Das sind weiße Blutkörperchen, die als »Fresszellen« Krankheitserreger wie Bakterien oder von Viren infizierte Zellen regelrecht auffressen.

Kurzum: Heilpilze wirken probiotisch: Sie stärken die Körperkräfte und die Abwehrfront gegen Krankheiten, indem sie die Homöostase aufrechterhalten. Die heilenden Pilze stellen das Gleichgewicht in unserem Körper und die natürliche Widerstandskraft gegen Krankheiten wieder her.

Heilpilze wirken als Stärkungsmittel und Immunstimulatoren und halten das körperliche Gleichgewicht aufrecht.

Was heißt Mykotherapie?

Die Vorbeugung und Behandlung verschiedenster Krankheiten mit Pilzen und pilzlichen Stoffen wird als »Mykotherapie« bezeichnet. Der bekannte Mykologe Professor Dr. Jan Jelley führte den Begriff »Mykotherapie« in Deutschland ein, um die Heilbehandlung mit Pilzen und Pilzsubstanzen als ein eigenständiges Naturheilverfahren von der Phytotherapie deutlich abzugrenzen. Für die Neuschöpfung des Begriffs gibt es einen triftigen Grund. Pilze sind nämlich alles andere als Pflanzen. »Nach zeitgemäßer Auffassung der Biologie bilden Pilze neben der Pflanzen- und Tierwelt ein eigenes Reich der Lebewesen«, stellt Jan Lelley in seinem Buch »Die Heilkraft der Pilze« fest.

Shii-take – einer der bekanntesten Heilpilze

Der Shii-take-Pilz (Lentinula edodes) ist nach dem Champignon weltweit der am zweithäufigsten angebaute Speisepilz und schon seit etwa 2000 Jahren in Japan und China ein fester Bestandteil im Nahrungs- und Arzneimittelschatz. Shii-take ist leicht an seinem hell- bis dunkel-, aber auch rotbraunen Hut mit weißlich bis bräunlichen Schuppen zu erkennen. Bei jungen Pilzen ist der Hut eingerollt und der Hutrand bis zum Stiel mit einem feinen Haarschleier bedeckt.

Shii-take ist in Deutschland als hervorragender Speisepilz bekannt, den man in erster Linie getrocknet, mittlerweile aber auch frisch auf dem Markt bekommt. In China und Japan wird der Shii-take als Lebenselixir angesehen, das für die Heilung einer Vielzahl von Krankheiten eingesetzt wird. Wissenschaftliche Untersuchungen haben seit den Sechzigerjahren die legendäre Heilkraft des Shii-take mehr als bestätigt.

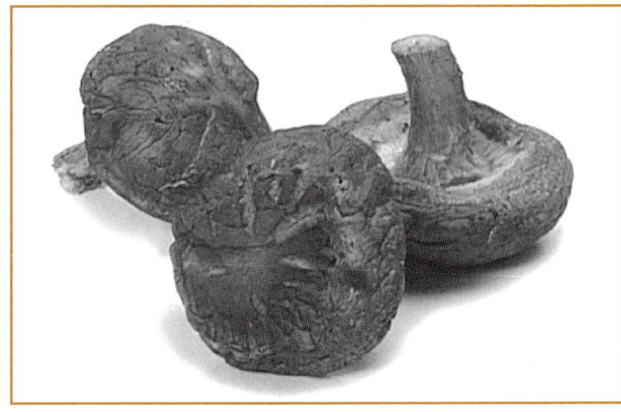

Shii-take besitzt einen ausgesprochen hohen Nährwert. Er liefert unter anderem alle lebenswichtigen Aminosäuren, reichlich Vitamin B1 und B2, Vitamin C und Ergosterol, eine Vorstufe von Vitamin D. Weil Ergosterol durch Sonnenlicht in Vitamin D umgewandelt wird, sind vor allem sonnengetrocknete Pilze eine ergiebige Vitamin-D-Quelle. Neben der großen Zahl an Nährstoffen konnten verschiedene wichtige Substanzen aus dem Shii-take-Pilz isoliert werden, die das Immunsystem stimulieren, Blutfette senken und Mikroben bekämpfen.

Die am besten untersuchte Substanz des Shii-take-Pilzes ist Lentinan. Dabei handelt es sich um ein Polysaccharid, das im Fruchtkörper und im Myzel des Shii-take gebildet wird und sich in zahlreichen Tierversuchen als starker Tumorbekämpfer erwiesen hat. Es attackiert aber nicht direkt die Tumorzellen, sondern indirekt, indem es ver-

schiedene körpereigene Immunreaktionen stimuliert (u. a. durch Aktivierung von Fress- und Killerzellen, Ankurbeln der Produktion von Cytokininen). Darauf wird auch seine antimikrobielle Wirkung gegen Viren, Bakterien und Parasiten zurückgeführt. Studien in Japan zeigten, dass Lentinan kombiniert mit einer Chemotherapie bei der Behandlung von Magen- und Dickdarmkrebs im Vergleich zu einer reinen Chemotherapie unter anderem die Überlebenszeit der Patienten verlängert. Mittlerweile ist Lentinan in Japan als Arzneimittel zugelassen.

Vor allem hinsichtlich seiner antiviralen Eigenschaften untersucht wird »Lentinula edodes mycelium extract«, kurz LEM genannt, der aus dem Myzel des Shii-take-Pilz gewonnen wird. Der Extrakt scheint nicht nur erfolgreich bei einer chronischen Hepatitis-B-Infektion zu wirken, sondern auch ein viel ver-

In der Mykotherapie werden zur Heilbehandlung Pilze und pilzliche Substanzen eingesetzt. In der Phytotherapie nutzt man die Heilkräfte von Pflanzen und pflanzlichen Stoffen.

Warum sind Pilze keine Pflanzen?

– Pilze können kein Chlorophyll oder Blattgrün bilden und sind deshalb nicht wie die Pflanzen zur Fotosynthese und Bildung von Zucker in der Lage.

– Pilze benötigen wie Tiere organische Nahrung.

– Pilze besitzen Exoenzyme, die sie an die Umgebung absondern, um die Nahrung damit vorzuverdauen.

– Der Hauptbestandteil der Zellwand besteht bei den meisten Pilzen aus Chitin und nicht wie bei Pflanzen aus Zellulose und Lignin.

– Mit Hilfe von Enzymen bauen Pilze ihren eigenen Körper nach dem Absterben in einfache chemische Verbindungen ab.

Quelle: nach Lelley, Jan, 1997

Wo bekommt man medizinische Pilze?

Heilpilze werden, abgesehen von Asien, besonders in den USA, aber auch in Europa und Australien zunehmend beliebter. Dafür sorgen zum Teil die zahlreichen wissenschaftlichen Untersuchungen, bei denen so viel versprechende Substanzen, wie etwa das Lentinan im Shii-take, gefunden wurden. Andererseits können heute eine Reihe von Heilpilzen angebaut und müssen nicht mehr mühsam in der Natur gesammelt werden.

Wo bekommt man medizinische Pilze und daraus hergestellte Produkte? Fündig kann man in Naturkostläden und asiatischen Läden werden. Daneben sind Präparate auf der Grundlage medizinischer Pilze aus dem Ausland z. B. aus Belgien, Holland und vor allem aus den USA zu beziehen. Mittlerweile werden derartige Präparate auch in Deutschland hergestellt (siehe S. 61). Den Shii-take-Pilz können Sie bereits im ganz normalen Gemüsehandel, in Feinkostgeschäften und sogar auf Wochenmärkten kaufen. Dies gilt auch für den weißen Pom Pom, einem vorzüglich schmeckenden Heil- und Speisepilz, der erst seit kurzem im Deutschland angeboten wird und sich noch in der Einführungsphase befindet, dem aber die besten Zukunftsaussichten prophezeit werden.

sprechendes Medikament gegen die Immunschwächekrankheit Aids zu sein. Möglicherweise kann es wirkungsvoller die Ausbreitung der Viren im Körper verhindern als das normalerweise verschriebene Aids-Medikament AZT.

Weiterhin beeinflusst Shii-take aufgrund seiner cholesterin- und blutdrucksenkenden Wirkung das Herz- und Kreislaufsystem positiv. Für den cholesterinspiegelsenkenden Effekt wird Eritadenin, eine aus dem Fruchtkörper gewonnene Aminosäure, verantwortlich gemacht.

Pom Pom – Spezialität aus Fernost

Zum Angebot an Speisepilzen wie Champignons, Egerlingen, Austernpilzen, Pfifferlingen, Steinpilzen und, wenn auch noch selten, frischen Shiitake-Pilzen ist seit kurzem einer neuer Speisepilz dazugekommen, dem aufgrund seines vorzüglichen Geschmacks und seiner Heilwirkungen die besten Zukunftsaussichten prophezeit werden. Gemeint ist der »weiße Pom Pom«, der wie eine runde, ovale oder herzförmige Knolle geformt und dessen Oberfläche mit zahlreichen, herunterhängenden Stacheln dicht bedeckt ist. Ein wenig erinnert seine Erscheinung an eine dicht behaarte weiße Tatze eines Eisbären. Damit der Pom Pom aber auch wirklich schmeckt, muss er frisch, frisch und noch einmal frisch sein. Wie man mit diesen Weißschöpfen in der Küche umgeht und worauf man beim Einkauf achten sollte, erfahren Sie auf S. 33 ff.

In Europa war der Pilz bisher nur wenig bekannt, in China wird er dagegen als Delikatesse geschätzt und gehört zu den beliebtesten und teuersten Speisen. Doch auch bei uns scheint er zum Renner zu werden. Ein Einkaufsleiter eines großen Münchener Feinkostgeschäftes, in dem der Pom Pom seit Sommer 1998 regelmäßig angeboten wird, ist der Meinung, dass der weiße Pom Pom genauso beliebt werden und auch in Bälde überall zu haben sein wird wie der Champignon. Wie er darauf kommt? Kunden, so seine Erfahrung, die einmal den Pom Pom gekauft und ausprobiert haben, kommen immer wieder darauf zurück. Offensichtlich hat er Recht, denn seit ein paar Wochen bekommt man den stacheligen Speisepilz auch schon um die Ecke beim Gemüsehändler, wobei man den Pom Pom am besten am Vormittag holt, denn am Nachmittag stehen die Chancen schlecht, dass von dem Pilz noch etwas zu haben ist.

Pom Pom und seine Namen

Pom Pom, Pom Pom Blanc oder Witte Pom Pom wird der Speisepilz in den Niederlanden genannt. Im Deutschen heißt er eigentlich Igel-Stachelbart oder Affenkopfpilz. Letztere ist die wörtliche Übersetzung aus dem Chinesischen. Die Chinesen haben mit »shishigashira«, was übersetzt »Löwenkopf« bedeutet, noch eine andere, ebenso treffende Bezeichnung gefunden. Luftgetrocknet wird der Pilz in China als Naturmedizin

Der weiße Pom Pom, eine Delikatesse unter den Speisepilzen, ist in China und Japan sehr beliebt und wird jetzt auch in Europa langsam bekannt.

Der Pom Pom hat die Form einer rundlichen bis ovalen Knolle, die mit einer Vielzahl von feinen Stacheln bedeckt ist.

namens »Houtou« verwendet. In Japan, wo der Pom Pom ebenfalls als Speisepilz weit verbreitet ist, wird er »Yamabushitake« genannt – Pilz der Bergpriester oder der buddhistischen Mönche (»yamabushi«), die ja bekanntlich in den Bergen ein asketischen Leben führen. Daneben gibt es noch eine Reihe von englischen Namen: Lion's Mane, Monkey's Head, Bearded Tooth, Bear's Head oder Hedgehog Mushroom oder Fungus. Und die Wissenschafter nennen den weißen Pom Pom rund um den Globus »Hericium erinaceus (Bull.: Fr.) Pers.«.

Der Pom Pom im System der Pilze

Im Reich der Pilze gehört der weiße Pom Pom zur Abteilung »Echte Pilze« (Eumycota) und zur Unterabteilung »Ständerpilze« (Basidiomycotina).

Herkunft und Verbreitung

Der Hericium erinaceus ist ein Holzbewohner, der in Nordamerika, in Europa und in Asien heimisch ist. In den USA kommen Hericium-Arten am häufigsten in den südlichen Teilen vor, berichtet der US-amerikanische Pilzexperte Paul Stamets in seinem Handbuch für Pilzanbauer »Growing Gourmet & Medicinal Mushrooms«. In Europa ist der Pom Pom kaum bekannt, was wohl daran liegen

dürfte, dass er ausgesprochen selten in unseren Breiten zu finden ist. Im Herbst zeigt sich der Igel-Stachelbart von September bis November in Spalten und Höhlen alter Laubbaumstämme, besonders an Eiche, Rotbuche, Nuss- und Apfelbaum, ist in dem von Edmund Michael begründeten Standardwerk »Handbuch für Pilzfreunde« zu lesen. Als Wundparasit besiedelt er die Wunden von lebenden Bäumen, kann aber auch über Jahre hinweg auf totem Holz, also auf gefällten Bäumen oder Baumstümpfen, als Saprophyt existieren. In China ist es vor einigen Jahrzehnten gelungen, den bisher nur wild gewachsenen Pom Pom mit Erfolg zu kultivieren. Ende der fünfziger Jahre wurde in Shanghai der Hericium erinaceus »in Kultur genommen«. Weltweit wurden 1991 bereits 66 000 Tonnen Pom Pom angebaut.

Beschreibung

Jung und frisch ist der Pom Pom weiß, mit zunehmendem Alter verfärbt er sich von oben beginnend gelblich braun. In der freien Natur kann der Fruchtkörper ziemlich groß werden. Er kann einen Durchmesser von zehn bis 25, ja sogar bis zu 40 Zentimeter erreichen. Zu kaufen bekommt man im Handel aber nur kleinere Exemplare bis zu einer Größe von etwa zehn Zentimeter. Der Fruchtkörper hat einen kurzen, festen Stiel, welcher mit einem scharfen Messer abgeschnitten werden muss. In seiner Form gleicht er einer rundlichen, ovalen bis herzförmigen Knolle, deren Oberfläche von zahlreichen, herabhängenden Stacheln dicht besetzt ist. Die biegsamen Stacheln können zwei bis fünf Zentimeter lang werden.

Das kompakte äußere Erscheinungsbild des Pom Pom täuscht. Vielmehr ist für das Pilzgewebe charakteristisch, dass es im Innern zahlreiche Hohlräume

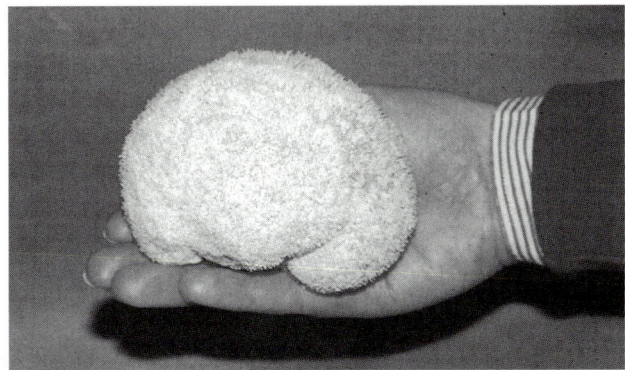

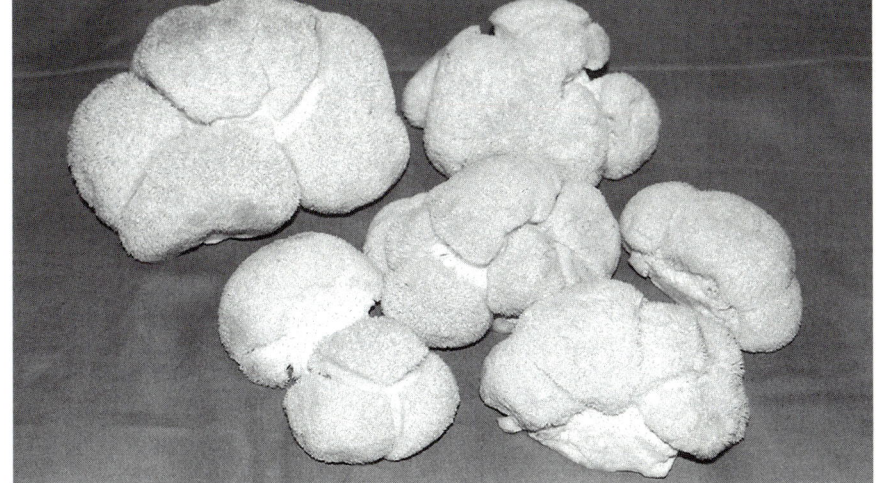

Fruchtkörper, der aus einer einzelnen Knolle besteht

Fruchtkörper, der aus mehreren kugelig, abgerundeten Teilen besteht

aufweist. Im »Handbuch für Pilzfreunde« wird das weißliche Fleisch als »zäh, etwas faserig, elastisch, derb und fest, löcherig, mit stark pilzartigem Geruch und angenehm süßlichem Geschmack« beschrieben. Das feste Fleisch des Fruchtkörpers erinnert in seiner Beschaffenheit ein wenig an Tunfischfleisch und in seinem Aroma im gegartem Zustand an frischen Hummer oder frische Krabben. Manch einer denkt auch an Kalbfleisch. Auf jeden Fall schmeckt der weiße Pom Pom exzellent und wird zurecht als Delikatesse bezeichnet. In ihrer Promotionsarbeit an der Technischen Universität München-Weihenstephan, Lehrstuhl Gemüsebau, untersuchte Dr. Renate Eisenhut unter

Manchmal sehen die Fruchtkörper höckerig aus, als wenn sie aus mehreren Kugeln zusammengesetzt wären.

Klasse:	Homobasidiomycetes
Ordnung:	Aphyllophorales
Familie:	Hericiaceae (Stachelbartartige)
Gattung:	Hericium (Stachelbart)
Art:	Hericium erinaceus (Bull.: Fr.) Pers. (Igelstachelbart)

Die Mitglieder der Familie Stachelbartartige (Hericiaceae) verursachen auf ihrer Holzunterlage eine Weißfäule, wobei sie Zellulose, Hemizellulose und Lignin in den verholzten Zellwänden gleichzeitig abbauen und verwerten und eine Graufärbung des Holzes verursachen.

anderem die Zusammensetzung der Aromastoffe der Hericium erinaceus. Sie stellte fest, dass 32 verschiedene Substanzen dem Pom Pom sein delikates Aroma geben – das sind weit mehr als bekannte Speisepilze wie der Austernpilz, der Champignon, der Egerling (brauner Champignon) und der an sich sehr würzige Shii-take aufweisen. Als besonders interessante Substanzen fand Renate Eisenhut die Stoffe »Limonen« und »4-Octanolid«, denen der Pom Pom den Hauch einer zitrus- bzw. kokosähnlichen Geschmacksnote verdankt.

Nur im jungen Stadium sollte der Pilz verzehrt werden, das heißt, wenn seine

Stacheln noch weiß bis cremig-gelblich sind. Ältere Pilze, die bereits richtig gelb oder sogar schon gelbbraun geworden sind, sollte man nicht mehr essen. Sie schmecken sauer.

Weitere Hericium-Arten

Innerhalb der Gattung Stachelbart (Hericium) gibt es in Europa neben dem weißen Pom Pom oder Affenkopfpilz noch zwei weitere Arten, die ebenfalls essbar sind:
– Tannen-Stachelbart oder Alpen-Stachelbart, botanisch Hericium coralloides, auch Hericium flagellum oder Hericium alpestre genannt
– Ästiger Stachelbart mit wissenschaftlichen Namen Hericium clathroides oder Hericium ramosum.

Der Tannen-Stachelbart kommt selten vor und ist fast nur in den Naturschutzgebieten der Mittel- und Hochgebirge zu finden. Er fruchtet von August bis Ok-

Ein Längsschnitt durch den Fruchtkörper zeigt: Im Innern befinden sich zahlreiche Hohlräume.

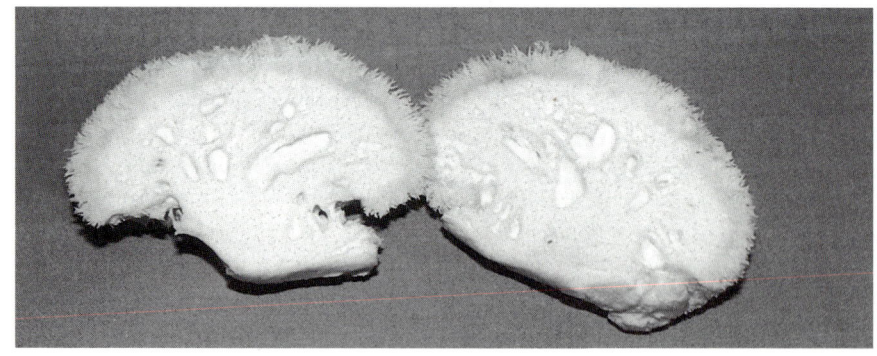

tober an starken absterbenden oder toten Stämmen von Tanne und Fichte. In dem schon erwähnten Handbuch für Pilzfreunde wird der Tannen-Stachelbart als weißer bis isabellfarbener verzweigter Pilz mit fünf bis 20 Millimeter langen Stacheln, die büschelig von den Zweigenden herabhängen, beschrieben.

Der Ästige Stachelbart kommt im Gebirge und Flachland vor allem auf liegenden toten Stämmen von Laubbäumen z. B. der Rotbuche vor, die er mit blumenkohlartigen Fruchtkörpern überzieht.

Anbau auf Sägemehl

Seit Anfang der Sechzigerjahre wird der weiße Pom Pom in China gezielt selektiert und angebaut. Angefangen hat der gezielte Anbau an der Shanghai Agricultural Academy of Science. Für den Anbau haben sich eine Vielzahl von Substraten als geeignet erwiesen. Der Hericium erinaceus gedeiht unter anderem auf Sägemehl, Baumwollsamenschalen, Zuckerrohrabfällen, Maiskolben oder Reisstroh. Sogar altes Papier soll dem Pilz als Nährstoffgrundlage genügen. Zusätzlich reichert man in China das Substrat mit Zuschlagstoffen vor allem in Form von Reis- und Weizenkleie, Rübenzucker und Gips an. Die Substratmischungen werden mit Wasser angefeuchtet, dann in Glasflaschen oder Plastikbehälter gefüllt, sterilisiert und beimpft. Es dauert etwa 20 bis 30 Tage, bis das Substrat vom Myzel durchwachsen ist. Die optimale Temperatur für das Myzelwachstum beträgt 25 Grad Celsius. Für die Bildung von Primordien und Fruchtkörper müssen die Temperaturen zwischen 14 und 20 Grad Celsius liegen. »Sobald die Primordien erscheinen, entfernt man den Verschluss der Flaschen, stellt die relative Luftfeuchte im Kulturraum auf Werte von 85 bis 90% ein und gibt der Kultur schwaches Licht«, erklärt Jan Lelley in seinem Buch »Pilzanbau. Handbuch des Erwerbsgärtners«. Schon nach etwa zehn Tagen kann man unter diesen Bedingungen zum ersten Mal ernten. Pro Gefäß entsteht dabei ein Fruchtkörper, der 60 bis 70 Gramm, aber auch bis 100 Gramm schwer werden kann. Bis das Substrat verbraucht ist, kann mehrmals geerntet werden. Der Fachmann spricht von Erntewellen.

In ihrer Forschungsarbeit ging Renate Eisenhut auch der Frage nach, ob das chinesische Anbauverfahren deutschen Verhältnissen angepasst werden kann, und ob sich in Deutschland preiswert verfügbare Substrate für den Anbau des Hericium erinaceus eignen. Überprüft wurde zudem die Ertragsfähigkeit dieser Substrate. Anbauversuche führte die Forscherin auf Sägemehl der Holzarten Buche, Eiche, Esche, Fichte, Kiefer und Lärche durch, wobei sie die sechs Sägemehlarten bezogen auf die

Traditionell wird der Pom Pom in China wie der Shiitake im Freien auf Hölzern angebaut. Man muss sich allerdings bis zu einem Jahr gedulden, bis zum ersten Mal geerntet werden kann.

An der Technischen Universität München-Weihenstephan wird erforscht, welche der in unseren Breiten zur Verfügung stehenden Substrate sich für den Anbau des Hericium erinaceus eignen.

19

Worauf Sie bei Fertigkulturen achten müssen: Das Pilzmyzel muss weiß sein. Das Substrat sollte vollständig durchwachsen sein. Die Fertigkultur muss nach Pilzen duften. Zeichen des Verderbs sind muffig, modriger Geruch und ein Myzel, das grün, grau, schwarz oder rosa verfärbt ist.

Trockensubstanz mit 20% Biertreber, Maismehl, Weizenkleie und Weizenstroh angereichert hatte. In ersten Versuchen in Petrischalen ermittelte Renate Eisenhut die Wachstumsgeschwindigkeit und die Dichte des Myzels auf verschiedenen Substraten und in darauf folgenden Anbauversuch unter anderem die Durchwachsdauer des Myzels, die Ertragsausbeute, die Qualität der Fruchtkörper, den Ernteverlauf und die Krankheitsanfälligkeit auf den verschiedenen Substratmischungen. Wer sich eingehend mit dem Anbau des Hericium erinaceus beschäftigen will, dem sei die gut verständlich geschriebene Promotionsarbeit von Dr. Renate Eisenhut (siehe Literatur S. 62 f.) zu empfehlen oder als Einstieg die Kurzfassung, die im Fachblatt der professionellen Pilzanbauer »Der Champignon«, Heft 1, S. 24–29, 1995 erschienen ist.

Zu den Ergebnissen aber dennoch soviel: Offensichtlich war für ein schnelles Wachstum und die Bildung eines sehr kräftigen Myzels der Zuschlag von Weizenkleie in den Substratmischungen sehr wichtig. Was den Fruchtkörperertrag anbetrifft, scheint der Pom Pom ganz bestimmte Substrate als Nährstoffquellen zu bevorzugen. Denn das Ergebnis belegt: der Ertrag hängt von der Holzart ab und nimmt in der Reihenfolge Lärche – Kiefer – Fichte – Eiche – Buche – Esche eindeutig zu. Durch die Anreicherung mit organischen Nährstoffträgern hat sich der

Fruchtkörperertrag zusätzlich deutlich steigern lassen. Die höchste Ausbeute erzielte Renate Eisenhut auf dem Substratgemisch Buche und Weizenkleie (293 g/kg Substrat), gefolgt von Esche und Weizenkleie (264 g/kg), Esche und Maismehl (243 g/kg) und Buche und Maismehl 234 g/kg).

Hericium im Eigenanbau

Es ist durchaus möglich, den weißen Pom Pom selbst zu kultivieren. Verwendet werden dafür fertig zusammengestellte Schüttsubstrate. Der Fachmann spricht von Affenkopfblöcken. Hierbei hat man im Grunde nicht anderes tun, als zu warten, bis die Fruchtkörper sichtbar werden, heranwachsen und geerntet werden können. Bei diesen Fertigkulturen ist das Substrat bereits vollständig vom Myzel durchwachsen, und bald nach dem Erwerb zeigen sich die ersten Fruchtkörper. Mit welchen Ertrag kann man bei einer Fertigkultur rechnen? Der Mykologe Jan Jelley gibt in seinem Buch »Die Heilkräfte der Pilze« als Anhaltspunkt einen Gesamtpilzertrag von 20 bis 25 Prozent bezogen auf das anfängliche Gewicht des Substrates an. Bezugsquellen für Fertigkulturen zum Eigenanbau des weißen Pom Pom finden Sie auf Seite 61.

Die Nährstoffe

Noch sucht man den Pom Pom in Nährwerttabellen vergeblich. Darüber muss man sich aber nicht wundern, schließlich ist der Hericium erinaceus bei uns erst seit kurzem als Speisepilz im Angebot. Allerdings hat Renate Eisenhut auch die Inhaltsstoffe des Pilzes untersucht und dabei Interessantes über die Zusammensetzung der Aminosäuren, der Bausteine der Eiweiße, und den Mineralstoffgehalt herausgefunden.

Günstiges Kalium-Natrium-Verhältnis

Der Gehalt an Mineralstoffen entspricht beim Pom Pom in etwa der Größenordnung, wie man sie auch bei anderen Speisepilzen vorfindet. Im allgemeinem liefern Pilze reichlich Kalium und Phosphor, dafür aber wenig Natrium und Kalzium. Für den Pom Pom ermittelte Renate Eisenhut einen Kaliumgehalt von 254 Milligramm pro 100 Gramm Frischsubstanz. Das bedeutet, dass sich mit einer Portion von 200 Gramm immerhin gut ein Viertel des täglichen Kaliumbedarfs decken lässt. Kalium ist wichtig für den Wasserhaushalt, die Funktion von Nerven und Muskeln sowie für die Aktivierung einiger Enzyme. Eine kaliumreiche Ernährung (Pilze, Obst, Gemüse) hilft darüber hinaus, hohen Blutdruck zu normalisieren und senkt das Schlaganfallrisiko.

Neben viel Kalium enthält der Pom Pom gleichzeitig mit acht Milligramm nur sehr wenig Natrium. Aufgrund dieses günstigen Natrium-Kalium-Verhältnisses ist der Pom Pom eine wertvolle Bereicherung im Speisezettel zum Beispiel für Menschen, die an Bluthochdruck leiden und eine natriumarme Ernährung einhalten müssen. Bei einer streng natriumarmen Ernährung dürfen nur Lebensmittel verzehrt werden, die weniger als 10% der erlaubten Zufuhr an Natrium enthalten. Erlaubt sind 391 Milligramm Natrium, was gerade mal einem Gramm Kochsalz oder Natriumchlorid entspricht. Lebensmittel für eine streng natriumarme Diät sind Obst, Gemüse und Pilze. Pilze haben zudem den Vorteil, dass sie aufgrund ihrer zahlreichen Aromastoffe auf natürliche Weise wie ein Gewürz wirken und ohne Salz Geschmack an die Speisen bringen. Aber auch gesundheitsbewusste Menschen, die nicht an Bluthochdruck leiden und nicht ärztlicherseits Natrium reduzieren müssen, können von dem

Der weiße Pom Pom liefert wie andere Kulturpilze reichlich Kalium. Bei Magen-Darm-Erkrankungen, die von Durchfällen und Erbrechen begleitet sind, kann viel Kalium verloren gehen. Speisepilze können wie Bananen, Aprikosen, Avocados oder Tomaten helfen, den Kaliumbestand im Körper wieder aufzufüllen.

Mineralstoffe im weißen Pom Pom

Mineralstoff	mg/100 g Frischmasse	mg/1 g Trockenmasse
Kalium	254,44	20,89
Natrium	8,04	0,66
Kalzium	6,70	5,55
Phosphor	109,18	8,96

Quelle: Eisenhut, Renate, 1994

Kulturpilze wie der weiße Pom Pom, die biologisch-organisch ohne Schadstoffbelastung angebaut werden, sollten als hochwertige Lebensmittel einen gebührenden Platz auf dem Speisezettel bekommen.

Würzeffekt der Pilze profitieren. Fünf Gramm Kochsalz (= zwei Gramm Natrium) täglich würden völlig ausreichen. Im Durchschnitt verbrauchen wir aber pro Tag die doppelte Menge.

Phosphor ist der zweite, von der Menge her wichtigste, Mineralstoff im weißen Pom Pom. Phosphor benötigt unser Körper für gesunde Knochen und Zähne, für die Energieübertragung in den Zellen sowie für die Aktivierung von Enzymen. Er ist Bestandteil der Nucleinsäuren (Bausteine der Erbsubstanz) und gehört zu den wichtigsten Bestandteilen der Zellen. Mit Phosphor sind wir in der Regel gut versorgt, da Phosphor in zahlreichen Lebensmitteln enthalten ist und auch als Zusatzstoff zum Beispiel in phosphathaltigen Getränken wie etwa Colagetränken vorkommt. Besonders reich an Phosphor sind tierische Produkte wie Käse, Fleisch, Fisch, aber auch Brot und Hülsenfrüchte. Pilze liefern in der Regel mehr Phosphor als Obst und Gemüse.

Der Kalziumgehalt ist im Pom Pom wie auch bei anderen Pilzen gering, sodass Speisepilze als Kalziumlieferanten nicht zu empfehlen sind.

In Bezug auf den Vitamingehalt gehören Pilze zu den Spitzenreitern. Mehr Beachtung sollte man Speisepilzen vor allem schenken, was den Gehalt an B-Vitaminen und Vitamin D betrifft. Pilze enthalten Ergosterol, eine Vorstufe von Vitamin D. So können mit 100 Gramm Champignons 38%, mit 100 Gramm Pfifferlingen 42% und mit derselben Menge an Morcheln oder Steinpilzen sogar 62% des täglichen Vitamin-D-Bedarfs gedeckt werden. Auch im weißen Pom Pom ist Vitamin D enthalten. Die japanische Forschergruppe um den Wissenschaftler Yoshihisa Takashi hat aus getrockneten Fruchtkörpern des Hericium erinaceus sieben verschiedene Abkömmlinge von dem Provitamin Ergosterol gefunden. Das klingt schon sehr viel versprechend. Wie hoch allerdings der Beitrag des weißen Pom Pom zur Deckung des Vitamin-D-Bedarfs tatsächlich ist, lässt sich derzeit noch nicht sagen.

Nicht das »Fleisch des Waldes«

Seit Ende des 19. Jahrhunderts taucht immer wieder die Idee auf, Pilzeiweiß könnte tierisches Eiweiß ersetzen. »Fleisch des Waldes« kursiert als Schlagwort. Wer hat dies nicht schon einmal gehört? Tatsächlich aber liefern Pilze in etwa genauso viel Eiweiß wie Spinat, Blumenkohl oder Brokkoli. Pilze enthalten mehr Eiweiß bezogen auf die Frischsubstanz als Obst, Tomaten, Gurken, Paprika, Kohlrabi, Weiß- oder Rotkohl, dafür aber deutlich weniger als Hülsenfrüchte wie weiße Bohnen oder reife Erbsen, aber auch als einige Gemüsearten wie Rosenkohl oder Grünkohl und natürlich erheblich weniger als tierische Lebensmittel wie Fleisch, Milch oder Käse. Die Deutsche Gesellschaft für Ernährung empfiehlt erwachsenen Männern 59 Gramm und Frauen 48 Gramm Eiweiß pro Tag. Nach Jan Lelley liefert eine Portion von 100 Gramm Frischpilzen zwischen 1,5 und 4,5 Gramm Eiweiß. Das bedeutet, dass kaum mehr als 7 bis 9 Prozent des täglichen Eiweißbedarfs gedeckt werden können.

Kein Ersatz, sondern Ergänzung

Da aber in unseren Breiten heute kaum noch jemand unter Eiweißmangel leiden dürfte, wird der ernährungsphysiologische Wert des Pilzproteins nicht in erster Linie unter quantitativen, sondern unter qualitativen Gesichtspunkten beurteilt. Entscheidend ist, welche Anzahl und Menge von Aminosäuren zum Aufbau des Körpereiweißes vorhanden sind. Besonders wichtig ist das Vorkommen und die Menge der lebenswichtigen Aminosäuren, der so genannten essenziellen Aminosäuren, die unser Körper unbedingt mit der Nahrung aufnehmen muss, weil er sie selbst nicht herstellen kann. Renate Eisenhut konnte in ihrer Forschungsarbeit insgesamt 18, darunter alle acht für den Menschen lebenswichtigen, Aminosäuren nachweisen. Weiterhin fand Renate Eisenhut heraus, dass die Proteinqualität des weißen Pom Pom sich durchaus an der Qualität anderer Kulturspeisepilze messen kann. Ein Wertmaßstab für die Qualität des Eiweißes ist der »Essential Amino Acid Index«, kurz EAA-Index. Hierbei wird der Anteil von allen essenziellen Aminosäuren im Eiweiß des weißen Pom Pom mit den Gehalten, wie sie in dem als vollwertig angesehenen Eiprotein vorkommen, verglichen. Der EAA-Index liegt beim weißen Pom Pom mit 46,3 in der Größenordnung von anderen Kulturpilzen und im Vergleich zu anderen Lebensmitteln knapp unter dem EAA des pflanzlichen Eiweißes von Weizen.

Speisepilze gehören nicht zu den eiweißreichen Lebensmitteln. Der Wert des Pilzproteins wird heute in erster Linie nicht in der Menge, sondern als Ergänzung des pflanzliches Proteins gesehen.

Bei Weizen ist der Gehalt an der essenziellen Aminosäure Lysin sehr niedrig. Beim Pom Pom ist der Lysingehalt mit 4,51 g/100 g Eiweiß wesentlich höher und mit dem von Erbsen vergleichbar. Andererseits kommen die Aminosäuren Cystein, Methionin und Tryptophan im Pom Pom nur in geringen Mengen vor. Deshalb gilt für den Pom Pom genauso wie für andere Speisepilze, dass der Wert des Pilzproteins in seiner »Ergänzungswirkung« liegt. Normalerweise isst man Pilze ohnehin zusammen mit anderen Nahrungsmitteln. Bei der Verdauung werden dann die verschiedenen Nahrungseiweiße in Aminosäuren zerlegt. Durch die Mischung von Pilzen wie dem Pom Pom mit Nudeln, Reis oder Gemüse steigert man die biologische Wertigkeit des Nahrungseiweißes, wodurch es vom Körper besser verwertet werden kann.

Aromastoffe, deren Geruchsnote sich unter anderem als fruchtig, grasig, pilzartig, honigsüß, erdig, kokos- und zitrusartig beschreiben lassen, verleihen dem weißen Pom Pom seinen charakteristischen Geschmack.

Das Aroma

Wie beim Shii-take, Champignon oder Egerling ist auch beim Pom Pom Glutaminsäure die vorherrschende Aminosäure im Pilzeiweiß. Glutaminsäure kommt auch als freie Aminosäure, also nicht innerhalb des Pilzproteins gebunden, vor. Sie wird bekanntlich als Geschmacksverstärker in der Lebensmittelverarbeitung eingesetzt und gehört im Pom Pom zu den nicht flüchtigen aromabildenden Substanzen. Renate Eisenhut identifizierte 32 Aromastoffe im weißen Pom Pom. Die Geschmacks- und Aromakomponenten im Affenkopfpilz sind wichtige wertgebende Inhaltsstoffe. Sie wecken die Vorfreude auf ein leckeres Pilzgericht, bringen die Säfte zum Fließen und wirken dadurch appetitanregend und verdauungsfördernd.

Balsam für Magen und Nerven

In China wird der Hericium erinaceus als König unter den Speisepilzen gerühmt. Er wird aber nicht nur wegen seines feinen Geschmacks als kulinarische Spezialität angebaut, sondern auch oder gerade wegen seiner erstaunlichen medizinischen Wirkungen. In China und Japan, aber ebenso bei uns in Deutschland wird der weiße Pom Pom seit einigen Jahren intensiv erforscht. Dabei sollen die dem Hericium zugeschrieben Heilkräfte wissenschaftlich untersucht und bewiesen werden. Die Wissenschaftler wollen die Substanzen herausfinden, die für die pharmakologischen Wirkungen verantwortlich sind. Und vielleicht eignen sich die gefundenen Stoffe schließlich sogar für die Entwicklung von neuen Medikamenten.

Speise für Kaiser und Könige

In vergangenen Zeiten war der weiße Pom Pom in China so hoch geschätzt und wertvoll, dass die Menschen als Zeichen der Hochachtung den seltenen Pilz dem Kaiser als Geschenk brachten und der Pom Pom auch als Speise den herrschenden Familien vorbehalten

war. In alten medizinischen Schriften wird der Pom Pom als Pilz mit einem milden, leicht süßen Geschmack beschrieben, der die Verdauung fördert und die fünf inneren Organe unterstützt (Leber, Herz, Lunge, Niere und Milz). In »Yu Siang Piao Miao Lu«, einer Biografie über das Leben in der Qing Dynastie wird festgestellt, dass der Affenkopfpilz wirkungsvoll bei Magenverstimmung, Verstopfung und Magenkrankheiten hilft.

Bis in unsere Zeit wird der Hericium erinaceus in China als bewährtes Magenmittel geschätzt. Im Reich der Mitte werden heute ungefähr zwanzig verschiedene Heilpilze angebaut. Einer davon ist der weiße Pom Pom für die Herstellung von Arzneimittel für Magen und Darm. Er wird zur Vorbeugung und Heilung von Magenschmerzen, Übersäuerung (Sodbrennen), chronischer Gastritis und Magengeschwüren eingesetzt. Außerdem hilft er offensichtlich mit Erfolg im Kampf gegen Speiseröhren- und Magenkrebs. Mit Tabletten aus dem Presssaftkonzentrat werden Heilerfolge bei Magenkrebs und Speiseröhrenkrebs von 69% erzielt. Der Pom Pom wird darüber hinaus auch in der

Tabletten aus dem weißen Pom Pom werden in China bei Magen- und Zwölffingerdarmgeschwüren, chronischer Gastritis und chronischen atrophischen Magenkatarr eingesetzt. Sie sollen auch bei Speiseröhren- und Magenkrebs helfen.

Erholungsphase nach einer Strahlentherapie bei Krebs als Mittel verwendet, um den Appetit anzuregen und das Immunsystem zu stärken und zu regulieren. Bei den 11. Asian-Wettkämpfen hat es zur Kräftigung der Sportler sogar ein Sportgetränk namens »Houtou«, das aus dem Pilz bereitet worden war, gegeben.

Pom Pom im Blickfeld der Wissenschaft

Inzwischen ist die Liste der Untersuchungen über den weißen Pom Pom schon ziemlich lang geworden. Dabei zeigt sich, dass in dem gelblich-weißen stacheligen Speisepilz ganz offensichtlich noch mehr Heilkräfte stecken, als ihm von der Volksmedizin zugeschrieben werden.

Schon seit über zwanzig Jahren wird Hericium erinaceus in China als Medikament bei Magenproblemem genutzt. Nebenwirkungen sind bis heute keine bekannt geworden.

Studien belegen Wirksamkeit bei Magenproblemen

Schon 1985 veröffentlichte die Forschergruppe um den Wissenschaftler Xu Cai-pu (Chinese Medical Journal 98(6); 455–456) die Ergebnisse einer Doppel-Blind-Studie, in der eine Therapie mit Hericium erinaceus bei chronisch atrophischer Gastritis auf ihre Wirksamkeit überprüft worden war. Die chronische Gastritis oder Magenschleimhautentzündung beginnt als Oberflächengastri-

tis. Über Jahre hinweg entwickelt sich daraus durch Schwund des Drüsenepithels die sogenannte »chronisch atrophische Gastritis«. Normalerweise dauert es Jahre, bis man diese Krankheit heilt. Daher ist es kein Wunder, dass die Wissenschaftler von den Resultaten dieser Studie beeindruckt waren. Fünfzig Patienten, davon 34 Männer und 16 Frauen im Alter von 30 bis 60 Jahren, bei denen mittels Magenspiegelung ein chronisch atrophischer Magenkatarr nachgewiesen worden war, wurden zufällig in zwei Gruppen eingeteilt. Die 25 Patienten der ersten Gruppe nahmen täglich nach jeder Mahlzeit drei Hericium-erinaceus-Tabletten. Die zweite Gruppe, die ebenfalls aus 25 Patienten bestand, erhielten dagegen nach jeder Mahlzeit drei Placebos. Die Behandlung wurde drei Monate lang durchgeführt. 63 Prozent der Patienten der Gruppe 1 und 36 Prozent der Gruppe 2 verspürten eine Linderung der Oberbauchbeschwerden. In der Gruppe 1 konnte bei 52 Prozent gastroskopisch eine Verbesserung festgestellt werden, bei der 2. Gruppe dagegen nur bei 8%. Auch die Fehlbildung der Schleimhaut und Entzündung haben sich in Gruppe 1 deutlich verbessert. Beeindruckt von diesen Befunden resümierten die chinesischen Wissenschaftler, dass dieses Medikament sehr wirkungsvoll in der Behandlung einer chronisch atrophischen Gastritis zu sein scheint. Die Forscher empfehlen aber, dass die Behandlung länger, zum Beispiel sechs Monate lang, durchgeführt werden müsste, damit auch das Drüsenepithel eine Chance hat, sich zu regenerieren.

Außerordentliche pharmakologische Wirkungen schreiben die chinesischen Wissenschaftler Polysacchariden und Polypeptiden zu, die auch im weißen Pom Pom reichlich vorhanden sind. Die schon im Kapitel »Heilen mit Pilzen – die Mykotherapie« (siehe Seite 8 f.) erwähnten Wissenschaftler Q. Y. Yang und S. C. Jong führen die medizinischen Wirkungen des Hericium erinaceus auf Polysaccharide (= langkettige Kohlenhydrate, die aus zahlreichen Zuckermolekülen aufgebaut sind), und auf Polypeptide (= Moleküle aus mehr als zehn Aminosäuren) zurück. Sie berichten, dass diese Substanzen die Immunantwort des Organismus stimulieren, die Heilung oder Erholung von Krankheiten oder Wunden beschleunigen und Entzündungen hemmen. Sie beschreiben die Hemmung des Wachstums der bösartigen Gewebegeschwulst Sarkoma 180 und darüber hinaus die Hemmwirkung des weißen Pom Pom auf das Wachstum des Ehrlich-Aszites-Carcinoms, indem die Synthese der Desoxyribonucleinsäure (= DNS) und Ribonucleinsäure (= RNS) der Krebszellen gehemmt wird. DNS und RNS sind in den Zellen aller Lebewesen die Träger der Erbinformation. Die Chinesen stellen nach Q. Y. Yang und S. C. Jong Tabletten aus dem Myzelium des weißen Pom Pom her, die sie mit Erfolg bei Magen- und Zwölffingerdarmgeschwüren und chronischen Magenschleimhautentzündungen einsetzen. Daneben sollen sie eine therapeutische Wirkung bei Magen- und Speiseröhrenkrebs haben. Ferner berichtet der Wissenschaftler Guo-Liang Chen 1992 von der medizinischen Wirksamkeit bei Geschwüren, Entzündungen und Tumoren des Verdauungstrakts. Es heißt, dass die Überlebenszeit von Krebspatienten durch den Verzehr des Pilzes erstaunlich verlängert werden soll.

Biologisch aktive Substanzen im weißen Pom Pom

Tumorhemmung

Die Forschergruppe um den japanischen Wissenschaftler Takashi Mizuno konnten 15 verschiedene Polysaccharide aus dem Fruchtkörper der weißen Pom Pom isolieren. Fünf dieser Polysaccharide wiesen eine starke Anti-Tumorwirkung auf und bewirkten im Tierversuch eine deutliche Verlängerung der Überlebenszeit. Nur für diejenigen, die am Aufbau von chemischen Verbindungen interessiert sind, der Hinweis: Diese fünf Tumorhemmer konnten als Eiweißkomplexe aus Glucoxylan, Xylan, Heteroxyloglucan, Glucoxylan und Galactoxyloglucan identifiziert werden. Damit

Für medizinische Zwecke werden in China das Myzel des weißen Pom Pom, der Presssaft aus dem Fruchtkörper und ein Extrakt aus den getrockneten Pilzen genutzt

aber genug mit den chemischen Zungenbrechern! Wer, aus welchen Gründen auch immer, genauer über die Struktur dieser Substanzen Bescheid wissen will oder muss, dem sei folgende Lektüre empfohlen: »Mizuno, Takashi et al.: Antitumor-active Polysaccharides Isolated from the Fruiting Body of Hericium erinaceum, an Edible and - Medicinal Mushroom Called yamabushitake or houtou« (siehe Literatur S. 62 f.). Aufgrund der immunstimulierenden Eigenschaften dieser Polysaccharide stellt Mizuno Takashi fest, dass sie sich eventuell in der Immuntherapie als Wirkstoffe mit nur wenigen Nebenwirkungen eignen.

Vor allem in Japan arbeiten Forscher daran, die chemischen Strukturen von biologisch aktiven Substanzen im weißen Pom Pom aufzuklären.

Weiterhin entdeckte der Wissenschaftler Hirokazu Kawagishi von der Shizuoka Universität in Japan zusammen mit seinen beiden Kollegen Motohero Ando und Takashi Mizuno eine Reihe von niedermolekularen Verbindungen im weißen Pom Pom, die auf Krebszellkulturen toxisch wirken. Dazu gehören neue Phenolverbindungen, die mit dem wissenschaftlichen Namen Hericenone A und Hericenone B getauft wurden. Phenole gehören zu den so genannten aromatischen Verbindungen, bei denen am Benzolring eine oder mehrere Hydroxylgruppen gebunden sind. Die japanischen Forscher entschlüsselten die chemische Strukturen von Hericenone A und B (für die Chemiker unter Ihnen nachzulesen im: Tetrahedron Letters, Vol. 31, No. 3, S. 373–376, 1990) und

stellten fest, dass sie im Zellversuch auf HeLa-Zellen (= Gebärmutterhalskrebszellen) zytotoxisch wirken. Um das Wachstum der HeLa-Zellen komplett abzuwürgen, benötigten die Forscher von Hericenone A eine Konzentration von 0,1 mg/ml. Von Hericenone B genügten bereits 0,0063 mg/ml. Hericenone B ist offensichtlich etwa 16-mal wirksamer als die mit Hericenone A bezeichnete Substanz.

Doch die genannten, bisher völlig unbekannten Phenolverbindungen sind nicht die einzigen zytotoxisch wirksamen Substanzen, die Hirokazu Kawagishi im Fruchtkörper von Hericium erinaceus ausfindig gemacht hat. Zusammen mit vier weiteren japanischen Forscherkollegen berichtet Kawagishi ebenfalls im Jahr 1990 in der Fachzeitschrift Agricultural and Biological Chemistry (54(5), 1329–1331) von einer im Fruchtkörper des weißen Pom Pom neu entdeckten Fettsäure. Es zeigte sich, dass auch diese Fettsäure das Wachstum von Krebszellen hemmt. Die japanischen Forscher fanden heraus, dass es sich um eine langkettige Fettsäure mit 18 Kohlenstoff-Atomen und einer Doppelbindung handelt. Vermutlich gehört diese einfach ungesättigte Fettsäure zum natürlichen Verteidigungssystem des Pilzes gegen Eindringlinge und Schädlinge. Takashi Mizuno, Professor Emeritus, von der Shizuoka Universität und dem Changchun College sieht in den neuen

Phenolverbindungen und in der bisher unbekannten Fettsäure die Chance, dass möglicherweise eine oder mehrere dieser Substanzen als Arzneimittel bei der Chemotherapie gegen Krebs zum Einsatz kommen könnte.

Hilfe bei Alzheimer?

Der japanische Forscher Hirokazu Kawagishi konnte zusammen mit Forschungskollegen weitere sechs Phenolverbindungen aus dem Fruchtkörper des weißen Pom Pom isolieren. Diese Verbindungen wurden ebenfalls als Hericenone bezeichnet und bekamen nach dem laufendem Alphabet die Buchstaben C, D, E, F, G und H. Die Hericenone C bis H erwiesen sich als Substanzen, die die Bildung des Nervenwachstumsfaktors (engl. nerve growth factor oder abgekürzt NGF) beschleunigen. Nach Hirokazu Kawagishi und seinen Kollegen handelt es sich bei den Hericenonen C bis H um die ersten isolierten Substanzen mit dieser Wirkung, die nicht tierischem Ursprungs sind.

Aber auch im Myzel des weißen Pom Pom ist ein Forscherteam um Hirokazu Kawagishi auf der Suche nach weiteren Stimulatoren für die Synthese des Nervenwachstumsfaktors fündig geworden. Sie isolierten drei Substanzen, denen sie den Namen Erinacine A, B und C gaben. Im Reagenzglas haben sie sich

Medizinisch wirksame Substanzen im weißen Pom Pom

Inhaltsstoff	Wirkung
Ergosterol = Provitamin D	tumorhemmend
Polysaccharide (Fl_0-a-α, Fl_0-a-β, Fl_0-b, FII-1, FIII-2b)	tumorhemmend durch Stimulierung des Immunsystems
neue Phenolverbindungen (Hericenone A, Hericenone B)	im Zellversuch zytotoxisch auf HeLa-Zellen[1]
Pyrone Erinapyron A und B	im Zellversuch zytotoxisch auf HeLa-Zellen,
Erinapyron C	leicht anitbakteriell (gegen gram-positive Bakterien)
bisher unbekannte Fettsäure	im Zellversuch zytotoxisch auf HeLa-Zellen
neue Phenolverbindungen- (Hericenone C, Hericenone D, Hericenone E)	Stimulieren die Bildung des Nervenwachstumsfaktors
neue Chromane (Hericenone F, Hericenone G, Hericenone H)	Stimulieren die Bildung des Nervenwachstumsfaktors
Diterpen-Glycoside (Erinacine A, Erinacine B Erinacine C)	Stimulieren die Bildung des Nervenwachstumsfaktors

1 HeLa-Zellen = Gebärmutterhalskrebszellen

Eventuell eignen sich die verschiedenen im weißen Pom Pom gefundenen pharmakologisch wirksamen Substanzen als Medikamente zur Chemotherapie bei Krebs, zur Förderung der Immunabwehr oder zur Behandlung von Alzheimer und anderen Nervenkrankheiten.

als starke Stimulatoren für die Bildung des Nervenwachstumfaktors erwiesen. Diese Verbindungen stimulieren den Nervenwachstumsfaktor und bringen die Nervenzellen dazu, wieder zu wachsen – eine Eigenschaft, die natürlich von enormer Bedeutung bei degenerativen Nervenerkrankungen und für die Regeneration von peripheren Nerven ist. Unter peripheren Nerven versteht man die Nerven-Leitungsbahnen, die sich in alle Teile des Körpers ausdehnen. Diese gehören zum peripheren Nervensystem, das zusammen mit Gehirn und Rückenmark, dem Zentralnervensystem, unser Gesamtnervensystem bildet. Möglicherweise entstehen aus den im weißen Pom Pom gefunden Substanzen, die das Wachstum der Nerven offensichtlich stimulieren können, Behandlungsperspektiven bei der Alzheimer Krankheit oder Senilität sowie für die Heilung bei neurologischen Traumen. Aber vielleicht lassen sich damit sogar die geistigen Fähigkeiten und die Intelligenz fördern oder auch das Zusammenspiel zwischen Nerven und Muskeln und schließlich die Reflexe verbessern.

Doch bis basierend auf diesen ersten Forschungsergebnissen tatsächlich einmal Medikamente entstehen, wird sicher noch einige Zeit ins Land gehen. Allerdings scheinen diese Befunde wieder einmal die Erfahrung der Volksmedizin zu bestätigen. In der traditionellen chinesischen Medizin wird der Pilz Hericium erinaceus nicht nur bei Problemen mit Speiseröhre, Magen und Darm, sondern auch bei Nervenerkrankungen und Nervenschwäche eingesetzt.

Weitere bioaktive Substanzen

Die Liste an biologisch wirksamen Substanzen im Fruchtkörper und Myzel des weißen Pom Pom ließe sich noch fortsetzen. Deshalb nur noch folgende zwei interessante Beispiele: Dem Forscher Kenij Okamoto von der Universität in Osaka, Japan, gelang es zusammen mit einem Team von japanischen Kollegen, aus dem Myzel des Hericium erinaceus eine bekannte und zwei neue chlorierte Orcinolverbindungen mit antimikrobieller Wirkung zu isolieren (Phytochemistry, Vol. 34, No. 5, pp. 1445–1465, 1993). Die Wissenschaftler nehmen an, dass diese Substanzen zur Selbstverteidigungsfront des Igel-Stachelbarts gegen Mikroben gehören.

Möglicherweise stecken im weißen Pom Pom Substanzen, die für die Landwirtschaft von Nutzen sein könnten. Ein Stoff, den die Wissenschaftler Hercerin tauften, und die bereits erwähnte neu entdeckte Fettsäure (Y-A-2) sind in der Lage, das Wachstum von Pflanzenzellen zu regulieren. Versuche zeigten, dass Hercerin und Y-A-2 das Pollenwachstum bei Tee und bei der schwarzen japanischen Kiefer hemmen.

Auch die TU München-Weihenstephan forscht weiter

Ohne Zweifel – der weiße Pom Pom ist von den Wissenschaftlern als Forschungsgegenstand entdeckt worden. Auch an der TU München-Weihenstephan, Lehrstuhl Gemüsebau, geht die Igel-Stachelbart-Forschung weiter. Neben Anbau (siehe Seite 19) und Nährwert (siehe Seite 21 f.) wird der stachelige Speisepilz mittlerweile auf seine zytotoxischen Wirkungen hin untersucht. So untersuchte Susanne Ehlers unter anderem im Rahmen ihrer Promotionsarbeit verschiedene Extrakte und den Presssaft aus frischen Fruchtkörpern sowie unterschiedliche Extrakte aus Myzelkügelchen, so genannten Pellets, die in Flüssigkultur gewonnen wurden, auf zytotoxische Wirkungen an Krebszellen. Die Wissenschaftlerin fand heraus, dass ähnliche pharmakologische Substanzen sich in den Myzelien und frischen Fruchtkörpern befinden müssen. Das wäre für die Gewinnung von bioaktiven Substanzen von Vorteil, da die Myzelkügelchen innerhalb von 14 Tagen angezogen werden können. Für die Fruchtkörper braucht man dagegen insgesamt zwei Monate. Nun sollen die gewonnene Extrakte und Säfte aus dem weißen Pom Pom auf ihre Inhaltsstoffe analysiert und schließlich auf ihr krebshemmendes Potenzial untersucht werden – also Pom-Pom-Forschung ohne Ende.

Pom Pom zur Selbstheilung

Während die Wissenschaftler von Japan über Italien bis Deutschland den medizinischen Wirkstoffen im Fruchtkörper und Myzel des weißen Pom Pom erst auf der Spur sind, wissen die Menschen in China schon längst, wie sie mit Hilfe des weißen Pom Pom fit bleiben oder es wieder werden.

Der Mykologe Jan Lelley berichtet: »Als laufende Immunstütze wird zweimal täglich ein wässriger Extrakt des Igel-Stachelbarts getrunken. 60 Gramm Trockenpilze werden dazu in Wasser getaucht, bis sie weich werden.« In dünne Scheiben geschnitten wird daraus mit Wasser ein Sud gekocht, der eventuell mit etwas Wein verfeinert wird.
Leidet man dagegen an schwachen Nerven oder an allgemeiner Erschöpfung, wird eine Hühnerbrühe empfohlen, in der 150 Gramm Trockenpilze mitgekocht werden. Von der Hühner-Pilz-Suppe isst man täglich zwei Portionen.

Am leichtesten ist es natürlich in den Genuss der gesundheitsfördernden Wirkungen zu kommen, wenn man Pilzpulver verwendet. Dabei entsprechen acht Gramm getrockneter weißer Pom Pom 100 Gramm frischen Pilzen. Wie viel man davon nehmen soll, darüber liegen mir keine Angaben vor. Einen Anhaltspunkt findet man bei Christopher Hobbs. Der Naturheilkundige und Pilz-

In China weiß man aus Erfahrung, dass der weiße Pom Pom auch Kraftfutter für die Nerven ist und deshalb bei Nervenschwäche und Erschöpfungszuständen hilft.

Untersuchungen zeigen, dass im Myzel und im Fruchtkörper des weißen Pom Pom ähnliche biologisch aktive Substanzen enthalten sind.

Mit Hilfe einer Gewürzmühle werden die getrockneten Pilzscheiben zermahlen. Das Pilzpulver muss dann trocken und luftdicht verpackt aufbewahrt werden.

kenner aus den USA empfiehlt für die Selbstmedikamentation mit Heilpilzen einen Teelöffel Pilzpulver pro Tag, den man zum Beispiel in eine Tasse Ingwertee oder in eine Suppe einrühren kann. Man kann das Pulver auch in Kapseln abfüllen, wovon jede etwa 400 Milligramm fasst. Hobbs empfiehlt morgens und abends zwei Kapseln einzunehmen, bei Immunschwäche sogar dreimal täglich zwei bis drei Kapseln.

Zum Trocknen schneidet man den weißen Pom Pom in dünne Scheiben, die dann am besten in einem Dörrgerät oder, falls nicht vorhanden, im Backofen bei 50 Grad Celsius getrocknet werden können. Klemmen sie einen Kochlöffel in die Backofentür, um für die notwendige Luftzirkulation zu sorgen. Die Scheiben müssen so spröde werden, dass man sie brechen kann.

Auf einem Blick
Der weiße Pom Pom und seine Heilkräfte

– steigert die Abwehrkräfte (Immunstimulans)

– stärkt die Körperkräfte

– wirkt entzündungshemmend

– fördert die Wundheilung

– wirkt antibiotisch

– regt Appetit und Verdauung an

– beseitigt Verstopfung

– hilft bei Magenproblemen (Magenschmerzen, Magen- und Zwölffingerdarmgeschwür, Übersäuerung, chronische Magenschleimhautentzündung, chronisch atrophische Gastritis)

– bekämpft Krebs (Magen- und Speiseröhrenkrebs)

– stärkt die Nerven

– stimuliert den Nervenwachstumsfaktor

Pom Pom in der Küche

Auch wenn der weiße Pom Pom noch zu den Pilzraritäten zählt, ist er bereits das ganze Jahr über bei uns erhältlich. In erster Linie kommen die cremefarbigen, stacheligen Pilzköpfe aus Holland zu uns. Dort befindet sich nach Angaben von Pilzhändlern der in Europa größte Betrieb, der den Pilz kommerziell ganzjährig anbaut. Zusätzlich wird der deutsche Markt von einem französischen Pom-Pom-Anbauer beliefert. Aber auch deutsche Anbauer von Kulturpilzen haben den weißen Pom Pom als Speisepilz inzwischen entdeckt und ziehen nach.

Wie jede kulinarische Spezialität hat auch der weiße Pom Pom seinen Preis. Im exklusiven Feinkostgeschäft muss man für 100 Gramm etwa fünf bis sechs Mark berappen. Beim Gemüsehändler um die Ecke konnte ich den feinen Speisepilz aber auch schon für drei bis vier Mark pro 100 Gramm erstehen. Sicherlich – der Preis erscheint im ersten Moment sehr hoch. Allerdings ist der weiße Pom Pom trotz seines kompakten Aussehens sehr leicht und daher ausgesprochen ergiebig. Wird der Pom Pom als Ergänzung zu anderen Pilzen oder Gemüse verwendet, reichen oft schon 50 Gramm pro Person aus. Wird er solo als Fleischersatz verspeist, rechnet man pro Person mit 150 bis 200 Gramm. So gesehen ist der Neuling unter den Speisepilzen also durchaus erschwinglich.

Die Qualität

In kleinen Spankisten mit einem Kilogramm Inhalt wird der Pom Pom im Handel angeboten. Wichtig: der weiße Pom Pom muss frisch sein. Das bedeutet, das Fruchtkörperfleisch muss weiß und fest sein und seine stachelige Oberfläche eine cremigweiße oder cremighellgelbliche Farbe haben. Die Pilze dürfen keine dunklen gelblich braunen Stellen aufweisen. Pom Pom bester Qualität zeichnet sich ferner durch zahlreiche feine, kurze Stacheln und ein lockeres Pilzgewebe, das viele Hohlräume aufweist, aus. Nur kleine Pilzvarianten (15 bis 50 Gramm) dürfen kompakter gebaut sein. Der kugelige weiße Pom Pom kann im ausgewachsenem Zustand übrigens bis zu 800 Gramm schwer werden. Die vielen biegsamen Stacheln werden nicht weggeschnitten, sondern mitgegessen.

Die Haltbarkeit

Der weiße Pom Pom eignet sich nicht besonders gut zur Vorratshaltung. Man sollte deshalb immer nur so viel einkaufen, wie man am selben Tag verbrauchen kann. Dann schmeckt der Pilz, der in seinem Aroma an Krabben- und Hummerfleisch erinnert, am besten und man kann ihn in vollen Zügen genießen. Sollten Sie aber tatsächlich einmal zu viel eingekauft haben, dann legen sie den Igel-Stachelbart einfach ins Gemüsefach des Kühlschranks. Dort hält er sich in der Regel bis zum nächsten Tag. Aber es gilt, dass der stachelige Speisepilz innerhalb von drei Tagen verbraucht werden sollte. Da natürlich auch im Kühlschrank der Alterungsprozess weiterverläuft, wird der weiße Pom Pom mit der Zeit feucht, lässt im Geschmack deutlich nach und wird unangenehm bitter. Deshalb: je früher er verspeist wird, desto besser.

Weißer Pom Pom in der kleine Steige. So wird der weiße Pom Pom auf dem Markt angeboten. Man sieht wie ergiebig der weiße Pom Pom ist. Die Pilzköpfe in der Steige (circa 25 mal 40 Zentimeter) sind zusammen gerade mal ein Kilogramm schwer.

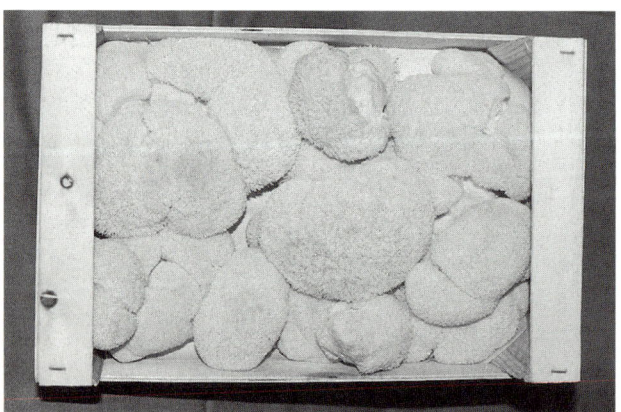

Die Zubereitung

Der Pom Pom wird vor der Zubereitung nicht gewaschen. Man schneidet ihn in Scheiben, Streifen oder Würfel oder verwendet den Pilz im Ganzen. Nicht jedermanns Sache ist die leicht bittere Geschmacksnote des Igel-Stachelbarts. Um diesen typischen Hauch von Bitterkeit zu verlieren, wird empfohlen, den Pilz vor der Zubereitung eine Viertelstunde in kaltes Wasser einzulegen und dann mit der Hand vorsichtig auszupressen. Auch kalte Milch soll sich dafür eignen. Allerdings meinte ein deutscher Pilzanbauer dazu, es »schüttele« ihn bei dieser Vorstellung, weil der feine Pilz durch diese Prozedur zu viel Aroma einbüßen würde. Ich selbst halte das Einweichen des frischen Igel-Stachelbarts auch für überflüssig – aber jeder nach seinem Geschmack.

Einweichen müssen Sie allerdings unbedingt den getrockneten weißen Pom Pom. Oft werden als Einweichzeit 20 bis 30 Minuten in den Rezepten angeben. Nach eigener Erfahrung ist diese Zeitspanne aber viel zu kurz. Weichen Sie die getrockneten Pilzscheiben am besten über Nacht in ein Gemisch, das zur Hälfte aus Wasser und Milch besteht, ein.

Kochen mit dem weißen Pom Pom

Der weiße Pom Pom ist ein wahrer Variationskünstler und lässt sich ausgesprochen vielseitig in der Küche zubereiten. Laut Auskunft einer hier in Deutschland tätigen chinesischen Krankenschwester wird der weiße Pom Pom in China in erster Linie im Wok zusammen mit gemischtem Gemüse zubereitet und dann mit Reis verzehrt. Da der Pom Pom sehr sättigt, wird auf Fleisch bei dieser Mahlzeit verzichtet. Aber auch in Suppen ist der weiße Pom Pom wegen seines feinen Aromas als Zutat äußerst beliebt.

Der Pom Pom schmeckt solo oder in Kombination mit Gemüse oder anderen Pilzen, Fisch und hellem Fleisch. Wenn es schnell gehen muss, können Sie mit dem weißen Pom Pom im Nu vorzügliche Gerichte zaubern. Schneiden Sie den Pilz einfach in Scheiben und braten Sie diese auf beiden Seiten goldbraun im heißen Öl in der Pfanne. Wenn Sie möchten, können Sie zuvor eine fein gehackte Schalotte andünsten, den Pom Pom mit Champignon-Scheiben kombinieren und mit Knoblauch, Salz und Pfeffer sowie etwas Sojasoße würzen. Essen Sie einfach ein Stück Baguette dazu. Oder gießen Sie mit ein wenig Brühe auf und binden die Soße mit einem Esslöffel Crème fraîche ab. Reichen Sie die Pom-Pom-Champignon-Soße zu breiten Nudeln und grünem Salat und schon steht ein vorzügliches Mittagessen auf dem Tisch. Mit einem Glas Rotwein (Valpollicella, Bardolino) wird das Essen zum Fest.

Der weiße Pom Pom eignet sich auch hervorragend, um die von der Tiefkühlindustrie angebotenen Gemüsemischungen »aufzupeppen«. Lassen Sie zum Beispiel Pom-Pom-Scheiben in einem Pfannengemüse aus fein geschnittenen Karotten-, Selleriestreifen und Bohnen mitbraten und reichen Sie wie in China üblich Reis dazu. Natürlich harmoniert der Igel-Stachelbart auch mit einer chinesischen Gemüsemischung, die unter anderem Paprika, Mungbohnen-Keimlinge, Wirsing, Möhren- und Bambusscheiben sowie Wasserkastanien enthält. Dazu passt ein Glas trockener Weißwein (Riesling, Soave, Pino Grigio) ausgezeichnet.

Pom-Pom-Scheiben können Sie aber auch wie Schnitzel in einer Panade aus Mehl, Ei und Semmelbrösel wenden und ausbacken. Besonders betont wird der an Krabben erinnernde Geschmack, wenn die Pilzscheiben durch eine Eiermilch (ein Ei auf eine Tasse Milch) gezogen und dann im heißen Öl goldbraun ausgebacken werden.

In Kombination mit Fleisch, Gemüse oder anderen Pilzen hebt der weiße Pom Pom den Geschmack der Speisen und wirkt wie ein Gewürz und Geschmacksverstärker.

Wie Shii-take, Steinpilz und andere Pilze eignet sich der Pom Pom auch zum Trocknen (siehe Seite 32). Weniger empfehlenswert zum Konservieren ist das Tiefkühlen, da sich seine Stacheln trotz Blanchieren sehr schnell bräunlich verfärben.

> *Die Verwendungsmöglichkeiten des weißen Pom Pom sind fantastisch. Überzeugen Sie sich selbst.*

Geschnetzeltes »Dijon«

Zutaten (für 3 Portionen):

500 g Putenschnitzel
2 EL Öl (Raps- oder Olivenöl)
1 Schalotte
100 g Champignons
150 g Pom Pom
etwas Wasser oder Brühe
1 Becher Crème fraîche,
1/2 Bund Petersilie

Zubereitung:
Putenschnitzel in dünne Streifen schneiden. In Öl kräftig anbraten, aus der Pfanne nehmen. Zwiebel schälen und würfeln. Die Champignons putzen und zusammen mit dem Pom Pom in dünne Streifen schneiden. Restliches Öl zum Bratfett geben, Zwiebel andünsten, Pom Pom und Champignons dazu geben und braten, bis die Pilze gar sind. Nach Bedarf mit etwas Wasser oder Brühe aufgießen. Fleisch zugeben und die Crème fraîche darunter rühren, heiß werden lassen. Mit Salz und Pfeffer abschmecken. Die Petersilie waschen, fein hacken und über das Geschnetzelte streuen.

Dazu reichen:
Reis und Feldsalat

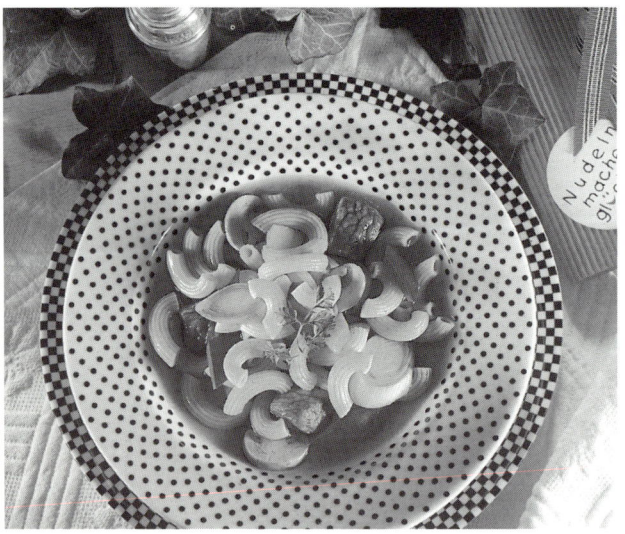

Schneller Nudeltopf

Zutaten (für 4 Personen):

300 g Putenbrust
1 EL Sojasoße
1/2 TL Paprikapulver edelsüß
weißer Pfeffer
1 rote Paprikaschote
1 gelbe Paprikaschote
1/2 Stange Lauch
200 g Pom Pom
2 EL Öl
1 großes Glas Hühnerbrühe (500 ml)
300 g Hörnchennudeln

Zubereitung:
Die Putenbrust mit Sojasoße, Paprikapulver und Pfeffer würzen und im hei-

ßen Öl rundherum anbraten. Die Hühnerbrühe angießen und aufkochen lassen. Zwischenzeitlich die Nudeln gemäß Packungsanweisung gar kochen. Die Paprikaschoten und den Lauch waschen, putzen und in grobe Stücke schneiden. Den Pom Pom würfeln und mit dem Gemüse in die Hühnerbrühe geben. Die fertig gekochten Nudeln abgießen, mit kaltem Wasser kurz abspülen und dann zum Gemüse geben. Den Nudeltopf mit Sojasoße, Salz und Pfeffer abschmecken und sofort servieren.

Dazu reichen:
Baguette oder Brötchen

Asiatische Pilzpfanne mit Gemüse

Zutaten (für 4 Personen):

1 rote Paprikaschote

1 Fleischtomate

3 Frühlingszwiebeln

1 Knoblauchzehe

4 EL Olivenöl

Jodsalz, Pfeffer, Cayennepfeffer

Tabascosoße

2 EL Brühe

2 EL Balsamicoessig oder Sherryessig

200 g Pom Pom

200 g Austernpilze

200 g Shii-take

2 EL Rapsöl

2 EL gehackte Petersilie

Zubereitung:

Paprikaschote und Tomate waschen, entkernen und würfeln. Die Frühlingszwiebeln putzen und in Scheiben schneiden. Öl in einer Pfanne heiß werden lassen, Gemüse darin andünsten und mit Salz und Pfeffer abschmecken. Mit der Brühe und dem Essig ablöschen. Abkühlen lassen. Pilze putzen, waschen und in Scheiben schneiden. Öl in einer Pfanne heiß werden lassen, Pilze darin anbraten; mit Salz, Pfeffer und einer zerdrückten Knoblauchzehe würzen, gehackte Petersilie untermischen. Gebratene Pilze mit dem Gemüse servieren.

Curry-Geschnetzeltes

Zutaten (für 4 Personen):

600 g Hühnerbrust

Rapsöl

1 große gehackte Zwiebel

2 TL Curry

200 g Pom Pom

2 geschälte Tomaten

Zitronensaft

1 kleine Dose Aprikosen

1/4 l Crème fraîche

Jodsalz, Pfeffer aus der Mühle

Zubereitung:

Hühnerbrust in ca. 1/2 Zentimeter dicke Scheiben schneiden. Mit Salz und Pfeffer würzen und von beiden Seiten im heißen Öl scharf anbraten. Fleisch aus dem Topf nehmen und ruhen lassen.

Gehackte Zwiebel mit Curry in den Bratensatz geben und anschwitzen. Pom Pom und Tomaten würfeln und dazugeben. Crème fraîche darunter rühren und kurz (2–3 Minuten) köcheln lassen. Die abgetropften Aprikosen und das Fleisch dazu geben, mit Salz, Pfeffer, Zitronensaft und Curry abschmecken. Einige Minuten durchziehen lassen.

Dazu reichen:
Reis und grüne Bohnen

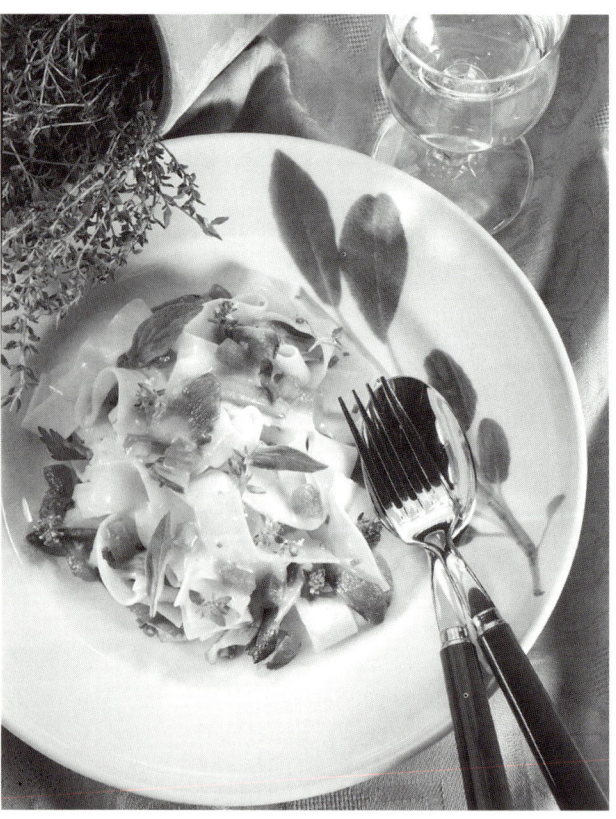

Bandnudeln mit gemischten Pilzen und Kräutern

Zutaten: (für 4 Personen):

200 g Austernpilze
200 g Shii-take
200 g Pom Pom
2 Tomaten
1 Bund Petersilie
3 Zweige Thymian
1 Bund Schnittlauch
16 Salbeiblätter
500 g breite Bandnudeln
5 cl trockener Wermut
50 ml Weißwein
2 EL Crème fraîche
1 EL Butter zum Anbraten

Zubereitung:
Die Nudeln nach Vorschrift kochen. Austernpilze und Shii-take entstielen und in Streifen schneiden, den Pom Pom in 1/2 cm breite Streifen schneiden. Die Tomaten blanchieren, häuten, vierteln, entkernen und würfeln. Die Kräuter zupfen, den Schnittlauch in Röllchen schneiden und den Knoblauch hacken. Die Pilze in Butter braten. Die Tomaten und den Knoblauch zum Schluss kurz mitbraten. Mit Weißwein und Wermut ablöschen, auf die Hälfte einkochen. Die Kräuter untermischen. Zum Schluss Crème fraîche und Nudeln zugeben.

Dazu reichen: grünen Salat

Französisches Knoblauchgratin

Zutaten (für 4 Portionen):

12 Knoblauchzehen

100 ml Crème fraîche

100 ml flüssige Sahne

1/2 Tasse Instant-Fleischbrühe

Jodsalz

Pfeffer

250 g breite Bandnudeln

1 EL Öl

1 mittelgroße Zucchini

100 g Pom Pom

100 g geriebener Käse

2 EL gehackte Walnusskerne

Butter für die Form

Zubereitung:

Die Knoblauchzehen schälen, grob hacken und zusammen mit Crème fraîche, Sahne und Fleischbrühe ca. 5 Minuten köcheln lassen. Die Mischung mit Salz und Pfeffer kräftig abschmecken. Nudeln in reichlich Salzwasser bissfest garen, abgießen und mit 1 Esslöffel Öl mischen. Die Zucchini waschen und der Länge nach in dünne Streifen schneiden. Pom Pom in Streifen schneiden. Zucchini und Pom Pom 3 Minuten in kochendes Wasser geben, mit einem Schaumlöffel herausnehmen und gut abtropfen lassen. Eine flache, feuerfeste Form buttern. Nudeln, Pom Pom, Zucchini und Knoblauchcreme mischen und in die Auflaufform geben. Mit ge-riebenem Käse bestreuen und im Backofen auf mittlerer Stufe bei 180 Grad ca. 30 Minuten goldbraun überbacken. Mit gehackten Walnüssen bestreuen.

Spätzletopf mit Gemüse und Fleischklößchen

Zutaten (für 4 Portionen):

1 Zwiebel

4 EL Öl

1 mittelgroße Lauchstange

250 g Möhren

200 g Champignons

200 g Pom Pom

125 ml trockener Weißwein

125 ml Fleischbrühe

1/4 l Sahne

250 g Spätzle

600 g Hackfleisch (gemischt)

1 Knoblauchzehe

1 Bund glatte Petersilie

2 Eier

3 EL Semmelbrösel

Jodsalz

schwarzer Pfeffer aus der Mühle

1 Prise Paprikapulver scharf

Zubereitung:

Die Spätzle in kochendem Salzwasser nach Packungsangabe garen, in ein Sieb geben, kalt abschrecken und gut abtropfen lassen. Die Zwiebeln schälen

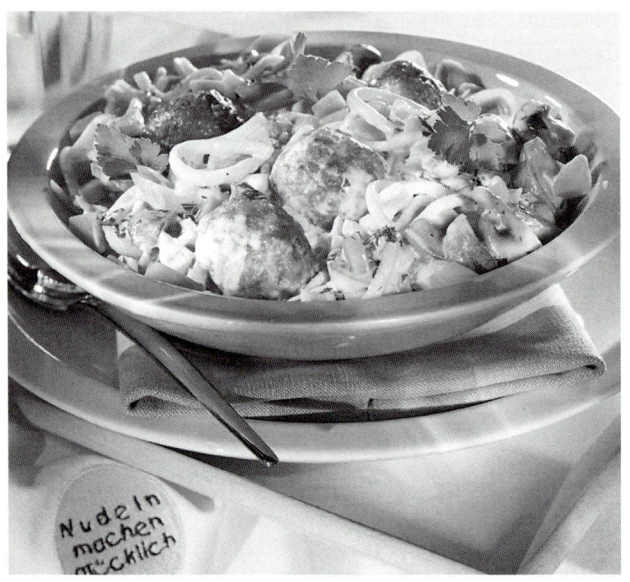

Pfeffer und Paprika kräftig würzen, 16 etwa gleich große Klößchen formen und im restlichen Öl, bei mittlerer Hitze ca. 10 Minuten braten. Die Soße mit Jodsalz und Pfeffer abschmecken, Möhren, Lauch und Spätzle untermischen, die Fleischklößchen dazugeben und alles bei schwacher Hitze knapp 10 Minuten ziehen lassen. Inzwischen die Petersilie waschen, abzupfen und fein hacken. Das Gericht auf vier Tellern anrichten und mit der restlichen Petersilie bestreuen.

Dazu reichen:
Blattsalat mit Vinaigrette

und fein hacken. Den Lauch putzen, waschen und schräg in 1 cm breite Stücke schneiden. Die Möhren schälen, vierteln, in kleine Stücke schneiden. Die Möhren in kochendem Salzwasser 4 Minuten, den Lauch 3 Minuten blanchieren, eiskalt abschrecken und sehr gut abtropfen lassen. Die Champignons putzen und vierteln, den Pom Pom würfeln. Die Zwiebeln in 1 EL Öl in einem breiten Topf glasig dünsten. Die Hälfte der Zwiebelwürfel herausnehmen, die Pilze in den Topf geben und 5 Minuten dünsten. Mit dem Weißwein ablöschen, mit Fleischbrühe und Sahne aufgießen und zugedeckt etwa 15 Minuten köcheln. Das Hackfleisch mit den gedünsteten Zwiebeln, den Eiern und den Semmelbröseln mischen. Mit Salz,

Pilzstrudel

Zutaten (für 4 Personen):

500 g Pom Pom
100 g Shii-take
Öl
Jodsalz, Pfeffer
1 Bund Petersilie
1 Becher Crème fraîche
1 bis 2 Gemüsezwiebeln
1 Packung Blätterteig
1/8 l Rotwein (Merlot, Barolo)
4 Zweige Majoran
2 EL Honig

Zubereitung:

Den Blätterteig auftauen, die Scheiben übereinander legen und zu einem Rechteck (50 mal 40 cm) ausrollen. Pom

Pom in Streifen schneiden und die Shiitake halbieren und beide im heißen Öl anbraten. Mit Salz und Pfeffer würzen. Petersilie hacken und dazu geben. Den ausgerollten Blätterteig mit Crème fraîche bestreichen. Die Pilzmischung darauf verteilen, die Ränder aber freilassen. Den Teig aufrollen und auf ein Backblech legen. Bei 200 °C ca. 30 Minuten backen. Zwiebeln in Ringe schneiden, im Pilzfett andünsten. Mit Rotwein ablöschen. Majoranblättchen zufügen. Salzen, pfeffern und etwa 5 Minuten schmoren. Mit Honig abschmecken. Zum Strudel servieren.

Pom Pom mit Kirschtomaten

Zutaten (für 2 Personen):

300 g Pom Pom

1 EL Öl

100 g Kirschtomaten

1 Schälchen Kresse

Jodsalz, Pfeffer

Zubereitung:

Den Pom Pom in Scheiben schneiden. Das Öl in einer Pfanne heiß werden lassen und die Pom-Pom-Scheiben darin anbraten. Inzwischen die Kirschtomaten waschen, die Kresse abschneiden und waschen und beides zu den Pilzscheiben geben. Kurz unter starker Hitzezufuhr rühren, bis die Tomaten heiß

sind. Mit Salz und Pfeffer abschmecken.

Dazu reichen:
französisches Baguette

Crostini di funghi (Geröstete Brotscheiben mit Pom Pom)

Zutaten (für 4 Personen):

200 g Pom Pom

200 g Austernpilze

8 Weißbrotscheiben

frische Petersilie

3 Knoblauchzehen

Jodsalz, Pfeffer

Olivenöl

Zubereitung:

Petersilie und Knoblauch fein hacken und in etwas Olivenöl anbräunen, die fein geschnittenen Pilze dazugeben und für etwa 10 Minuten auf kleiner Flamme garen, mit Pfeffer und Salz abschmecken. Auf die gerösteten Brotscheiben Olivenöl träufeln und 2 bis 3 Esslöffel Pilzragout geben.

Dazu reichen:
Rotwein

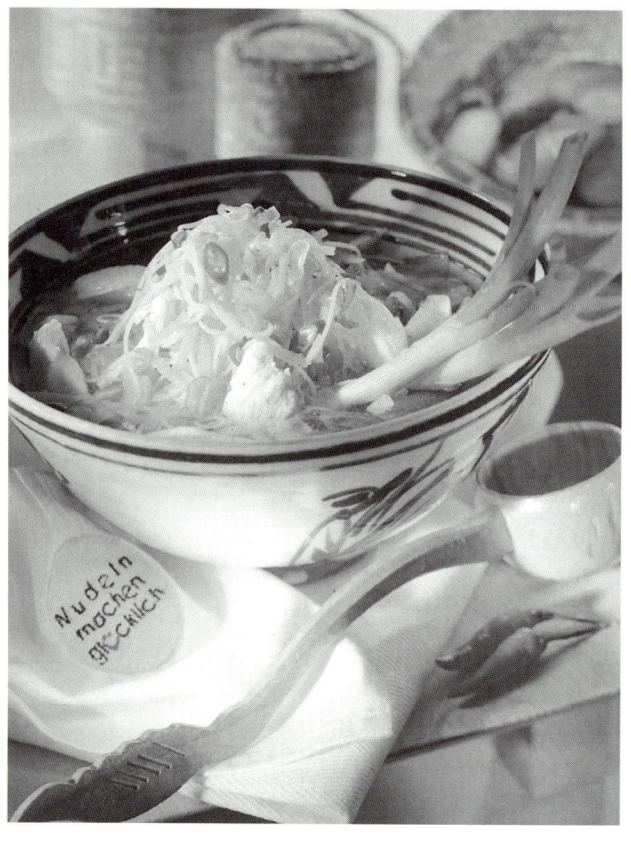

1 Frühlingszwiebel

2 Hühnerbrustfilets

100 g feine Suppennudeln

Jodsalz

schwarzer Pfeffer aus der Mühle

Zubereitung:

Die Suppennudeln nach Vorschrift kochen. Den Knoblauch und die Ingwerwurzel schälen und fein hacken. In einem breiten Topf in etwas Öl andünsten. Den Pom Pom in schmale Streifen oder in Würfel schneiden, in den Topf geben und 5 Minuten dünsten. Mit der Geflügelbrühe aufgießen, die Sojasoße dazu geben und erhitzen. Die Möhre schälen und grob raspeln, die Frühlingszwiebel putzen, waschen und in schmale Ringe schneiden. Die Hühnerbrustfilets in dünne Streifen schneiden, zusammen mit dem Gemüse in den Topf geben, aufkochen und 5 bis 10 Minuten köcheln lassen. Die gegarten Suppennudeln dazu geben und die Suppe mit Salz und Pfeffer abschmecken.

Asiatische Nudelsuppe

Zutaten (für 4 Portionen):

1 Knoblauchzehe

1 Stück Ingwerwurzel

1 EL Öl

150 g Pom Pom

1 l Gemüsebrühe

2 EL Sojasoße

1 kleine Möhre

Italienische Knoblauchpilze

Zutaten (für 4 Personen):

500 g frische, gemischte Pilze (Egerlinge, Pom Pom, Austernpilze, Shii-take, Pioppini = Südlicher Schübling)

1 Zweig frische Minze

4 Knoblauchzehen

2 EL Tomatenmark

5 EL Olivenöl

1 TL Butter

Zitronensaft

Worcestersoße

Jodsalz, Pfeffer aus der Mühle

Zubereitung:

Gemischte Pilze putzen, in sehr feine Scheiben schneiden und mit Zitronensaft beträufeln. Die Knoblauchzehen schälen und fein hacken. In einer Pfanne das Olivenöl erhitzen. Pilze nacheinander kurz darin anbraten, herausnehmen und beiseite stellen. Butter in der Pfanne schmelzen lassen, Knoblauch sanft darin andünsten. Das Tomatenmark einrühren, mit Salz und Pfeffer würzen. Alle Pilze nochmals gründlich untermischen und bei geschlossenem Deckel 10 Minuten garen. Noch einmal mit Salz, Pfeffer, Worcestersoße und Zitronensaft abschmecken. Mit Minzeblättchen garnieren und in der Pfanne servieren.

Pom Pom auf Friséesalat

Zutaten (für 4 Personen):

200 g Pom Pom

200 g Austernpilze

200 g Rinderhack

1 Scheibe geräucherter Schweinebauch

1 Ei

1 Scheibe Toastbrot in Milch eingeweicht

1–2 Schalotten

2 Knoblauchzehen

gehackte Petersilie

1/2 Zitrone

Butter

Olivenöl

Jodsalz, Pfeffer

Worcestersoße

2 TL getrocknete Kräuter (italienische Kräutermischung)

1 Friséesalat

Olivenöl

Balsamicoessig

Zubereitung:

Die Pilze putzen, würfeln und mit Zitronensaft beträufeln. Backofen auf 210 Grad vorheizen. Den Boden einer Auflaufform mit Olivenöl leicht einfetten. Die Pilze auf dem Boden verteilen, salzen und pfeffern. Knoblauch und Schalotten schälen, fein hacken und mit dem gewürfelten Schweinebauch und dem Hackfleisch vermengen. Das eingeweichte Toastbrot abtropfen lassen, zerpflücken, zu dem Hackfleisch geben. Das Ei unter das Hackfleisch rühren und mit Salz, Pfeffer, Senf, 3–5 Spritzer Worcestersoße und den getrockneten Kräutern abschmecken. Das Hackfleisch auf die Pilze und die Butterstückchen darauf verteilen. Alles etwa 30 Minuten backen. Den Friséesalat waschen und in einer Salatschleuder trocken schleudern. Eine Vinaigrette aus Olivenöl und

Balsamicoessig herstellen. Den Friséesalat auf 4 Teller verteilen und die Vinaigrette verteilen. Auf jeden Teller in
die Mitte die Pom Pom farcis geben.

Dazu reichen:
Stangenweißbrot

Fettucine mit Scampi

Zutaten (für 4 Portionen):
400 g Fadennudeln
200 g Pom Pom
400 g geschälte Scampi
2 Knoblauchzehen
1 Bund Frühlingszwiebeln
1 Chilischote
2 EL Olivenöl
Salatsoße:
8 EL Sonnenblumenöl

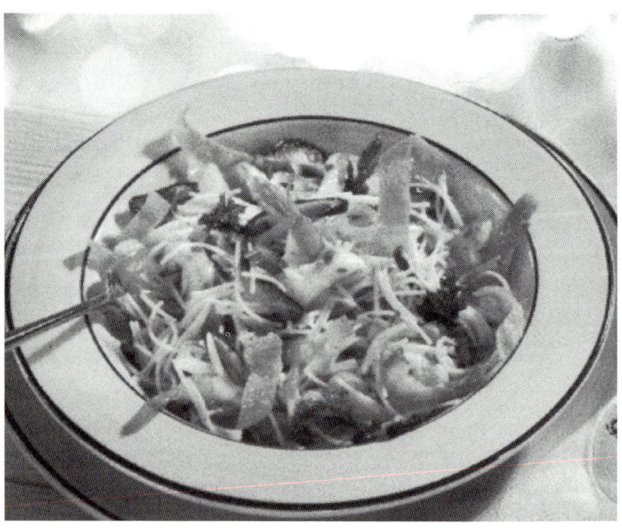

4 EL Zitronensaft
2 EL Sojasoße
Jodsalz, Pfeffer aus der Mühle

Zubereitung:
Die Nudeln in reichlich Salzwasser kochen, abgießen, kurz kalt abbrausen
und gut abtropfen lassen. Den Pom Pom
in Streifen schneiden, den Knoblauch
durchpressen. Die Scampis der Länge
nach halbieren, auf großer Flamme mit
Olivenöl anbraten, Hitze reduzieren,
Knoblauch und Pilzstreifen mitbraten.
Die Frühlingszwiebeln putzen, waschen
und schräg in feine Ringe schneiden.
Die Chilischote waschen, trockenrei-
ben, von Stielansatz und Kernen befrei-
en und fein würfeln. Die noch warmen
Nudeln mit Scampis, Pilzstreifen, Knoblauch, Frühlingszwiebeln und Chilischote gut mischen. Sonnenblumenöl, Zitronensaft, Sojasoße, Salz und Pfeffer verrühren und unter den Salat heben.

Dazu reichen:
Stangenweißbrot

Boeuf à la Stroganoff

Zutaten (für 4 Personen)
400 g Rinderfilet
150 g Pom Pom
100 g Shii-take
30 g Champignons
2 gehackte Zwiebeln
3 EL Butter

1 Becher Crème fraîche

1 EL Mehl

Pfeffer, Jodsalz

Worcestersoße

Zubereitung:

Das gewaschene, gut getrocknete Fleisch in Streifen schneiden. Die Pilze putzen, den Pom Pom würfeln und den Shii-take halbieren. Mit den Zwiebeln in der Butter dünsten. Das Fleisch zu den Pilzen und Zwiebeln geben und bei recht starker Hitze 5 bis 6 Minuten anbraten. Ständig mit der Gabel wenden. Die Crème fraîche dazugeben, nochmals kräftig aufkochen, pfeffern, salzen und mit drei bis fünf Spritzern Worcestersoße abschmecken.

Feine Pom-Pom-Pastete

Zutaten (für 4 Portionen):

500 g Pom Pom

500 g weißen Spargel (möglichst frischen deutschen Spargel)

1/2 l Hühnerbrühe

40 g Mehl

1 Becher Sahne (200 ml)

2 Eigelb

Jodsalz

weißer Pfeffer aus der Mühle

1–2 EL Zitronensaft

4 fertige Blätterpasteten

Petersilie zum Garnieren

Zubereitung:

Den Spargel waschen, die unteren holzigen Enden abschneiden und schälen, bis auf die Köpfe in schräge Stücke schneiden. Hühnerbrühe aufkochen und den Spargel ca. 5 Minuten darin garen. Spargel auf einem Sieb abgießen und den Fond dabei auffangen. Den Pom Pom würfeln. Die Butter in einem Topf erhitzen und die Pilzwürfel darin dünsten. Mit Mehl bestäuben, kurz anschwitzen und den Hühnerfond unter Rühren angießen. Die Sahne bis auf 2 EL zufügen und die Soße 2 Minuten kochen lassen, vom Herd nehmen. Das Eigelb mit der restlichen Sahne und etwas Soße verrühren und in die Soße einrühren. Spargelstücke zufügen und in der heißen Soße erwärmen. Pom-Pom-Ragout mit Salz, Pfeffer und Zitronensaft abschmecken. Die Pasteten im vorgeheizten Backofen (E-Herd: 200° C/ Gasherd: Stufe 3); 5 bis 10 Minuten aufbacken. Pom-Pom-Ragout in die heißen Pasteten füllen. Mit Pilzwürfel und Petersilie garnieren. Sofort servieren.

Pom-Pom-Zucchini-Auflauf

Zutaten (für 4 Portionen):

4 kleine Zucchini

300 g Pom Pom

1 rote Paprikaschote

1/4 l Milch

150 g Crème fraîche

4 Eier

1 Topf Basilikum

1 Knoblauchzehe

100 g mittelalter Gouda oder Gruyère

Jodsalz, Pfeffer, Muskat

Fett zum Anschwitzen und Einfetten

Zubereitung:

Die Zucchinis waschen, die Stielenden entfernen und in 1/2 cm dicke Scheiben schneiden. Die Paprika putzen, Stielende und Kerngehäuse entfernen, in dünne Streifen schneiden. Pom Pom in dicke Scheiben schneiden. In einer Pfanne mit wenig Fett die Pom-Pom-Scheiben kurz anschwitzen, ebenso die Zucchinischeiben. Die Basilikumblätter grob hacken. Den Käse reiben. Für die Eiermilch: Die Eier mit der Milch und die Crème fraîche kräftig verschlagen, mit Salz, Pfeffer, Muskat und zerdrücktem Knoblauch kräftig würzen und anschließend das gehackte Basilikum unterrühren. Eine ovale Auflaufform einfetten und Pom Pom, Zucchini und Paprika abwechselnd einschichten. Die Eiermilch darübergeben. Zum Schluss mit dem geriebenen Käse bestreuen. Im vorgeheizten Backofen bei 200° C ca. 30 Minuten backen.

Crêpes, gefüllt mit Pom Pom

Zutaten (für 4 Portionen):

Für die Crêpes:

1 Ei

1 Eigelb

Jodsalz

120 ml Milch

100 g Mehl

Für die Füllung:

150 g Pom Pom

1 Zucchini

1 Kohlrabi

1 Möhre

1 Zwiebel

1 Bund Kerbel

Jodsalz

Pfeffer

60 g Butter

Zubereitung:

Die Zutaten für die Crêpes in einer Schüssel gut verrühren und eine halbe Stunde aufquellen lassen. In der Zwischenzeit Möhre und Kohlrabi schälen, Pom Pom in Würfel schneiden. Zucchini, Kohlrabi, Möhren und die Zwiebel würfeln, Zwiebeln in der Butter glasig dünsten. Gemüse und Pom-Pom-Würfel dazugeben und 5 Minuten dünsten. Mit Salz und Pfeffer würzen. Zum Schluss klein geschnittenen Kerbel dazugeben. In einer beschichteten Pfanne mit wenig Butter dünne, goldbraune Crêpes backen. Die Gemüsefüllung darauf verteilen und die Crêpes zur Hälfte über die Füllung schlagen.

Pilz-Leber-Pfanne

Zutaten (für 4 Portionen):

250 g Pom Pom

1 Bund Lauchzwiebeln (ca. 3 Stück)

100 g Kirschtomaten

300 g Kalbsleber (Putenleber oder Hähnchenleber)

25 g Butter

1 EL frischer Salbei

Jodsalz

schwarzer Pfeffer aus der Mühle

1/2 Becher Sahne

Zubereitung:

Den Pom Pom in Streifen schneiden. Die Lauchzwiebeln und Kirschtomaten waschen und abtropfen lassen. Die Kirschtomaten halbieren, die Lauchzwiebeln in Ringe schneiden. Die Kalbsleber waschen, trocken tupfen und in 1/2 cm dicke Streifen schneiden. Fett in einer Pfanne erhitzen, Pom Pom und Kalbsleber darin anbraten. Lauchzwiebeln und Salbei zufügen und 1 bis 2 Minuten mitbraten. Die Pilzpfanne mit Salz und frischem Pfeffer würzen, mit Sahne ablöschen. Kirschtomaten zufügen und ca. 2 Minuten in der Pfanne mitschmoren. Nochmals mit Salz und Pfeffer abschmecken.

Pom Pom in Eierpfannkuchen

Zutaten (für 4 Personen):

Für den Teig:

8 EL Mehl

2 Eier

2 Tassen Milch

Jodsalz

4 EL geriebener Emmentaler

4 EL Sahne

4 EL Speiseöl zum Ausbacken.

Für die Füllung:

1 EL Speiseöl

1 Zwiebel

1 Möhre

4 EL grüne Erbsen

250 g Pom Pom

1/4 Blumenkohl

1 EL gehackte Petersilie

Pfeffer und Jodsalz

Zubereitung:

Das Mehl in eine Schüssel geben, Eier, Milch, Salz, geriebenen Käse und Sahne hinzugeben, kräftig durchrühren. Den Teig ca. 15 Minuten ruhen lassen. Pom Pom in 1/2 cm breite Streifen schneiden. Die Zwiebel schälen und würfeln. Die Möhre schälen und in feine Scheiben schneiden. Blumenkohl in Röschen teilen und in kochendem Wasser ca. 6 Minuten blanchieren. Das Öl in der Pfanne erhitzen, Zwiebel, Möhren-

47

scheiben, grüne Erbsen und Pom-Pom-Streifen ca. 5 Minuten dünsten. Blumenkohlröschen und Petersilie dazugeben, unterheben. Mit Pfeffer und Salz abschmecken.

Öl in der Pfanne erhitzen und darin Pfannkuchen ausbacken, auf 4 vorgewärmte Teller legen, die Pilzfüllung daraufgeben und zuklappen.

Pilz-Gulasch

Zutaten (für 4 Personen):

3 EL Speiseöl

2 Zwiebeln

200 g Champignons

100 g Shii-take

200 g Austernpilze

250 g Pom Pom

3 vollreife Fleischtomaten (oder 1 Dose Tomaten)

1 TL Rosenpaprika

Jodsalz

1 Tasse Wasser

Zubereitung:

Champignons und Shii-take säubern und halbieren, Austernpilze und Pom Pom in Streifen schneiden. Zwiebel schälen und würfeln. Tomaten kreuzförmig einritzen, mit kochendem Wasser übergießen, herausnehmen, kurz abschrecken und die Haut abziehen. Die Tomaten vierteln, das Kerngehäuse entfernen und in Würfel schneiden. Öl in einer Pfanne erhitzen, Zwiebelwürfel

darin glasig dünsten, Pilze und die Tomatenwürfel dazugeben und mit Rosenpaprika und Salz würzen. Bei Bedarf etwas Wasser dazugießen, umrühren und das Pilzgulasch etwa 10 Minuten gardünsten.

Dazu reichen:
Kartoffelpüree oder Nudeln und Salat. Schmeckt auch als selbständiges Gericht mit Stangenweißbrot.

Zander mit Pom Pom gefüllt auf Soja-Pflaumen-Sabayon

Zutaten: (für 4 Personen):

750 g Zander im Stück

1 Zitrone

175 g magerer Speck in Scheiben

Jodsalz

Für die Füllung:

200 g Pom Pom

40 g gewürfelte Zwiebel

1/2 Bund gehackte Petersilie

80 g Crème fraîche

20 ml Sojasoße

40 g Butter

Für das Soja-Sabayon:

4 Eigelb

1 EL Sojasoße

1 EL Pflaumenaperitif

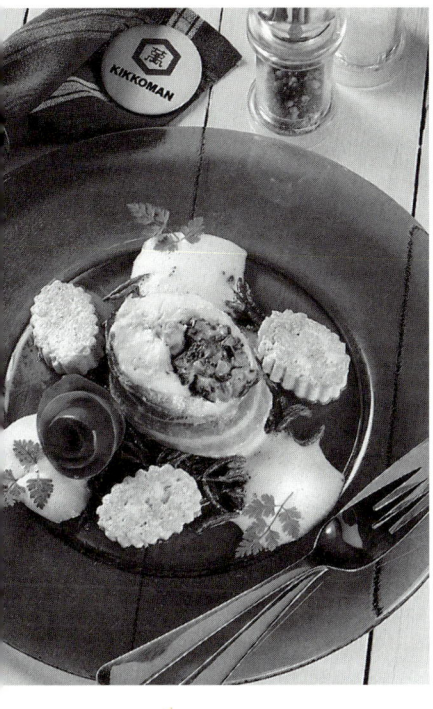

sprechend große Stücke Alufolie mit Butter einstreichen, die Fischsteaks darauflegen und mit dem Speck umwickeln. Dabei in den Hohlraum die Füllung geben, restliche Füllung auf die Oberseite streichen. Die Alufolie locker einschlagen und im Ofen bei 200 °C 15 Minuten garen. Eigelb, Sojasoße und Pflaumenaperitif im Wasserbad aufschlagen. Die Tofuscheiben in Öl anbraten. Die 4 Eigelb in einem Wasserbad cremig schlagen, nach und nach die Sojasoße und den Pflaumenaperitif dazu geben. Die Fischsteaks in die Mitte des Tellers geben und mit Kirschtomaten garnieren. Mit einem Esslöffel kleine Portionen der Sabayon abstechen und abwechselnd mit den Tofuscheiben um die Fischsteaks anrichten.

400 g Tofu

Öl zum Braten

Alufolie

Tomaten für die Garnitur

Zubereitung:

Pom Pom würfeln. Butter in einem Topf erhitzen, Zwiebelwürfel und Pilze darin anschwitzen und ca. 5 Minuten garen. Gehackte Petersilie mit Crème fraîche und der Sojasoße unter die Füllung mischen, eventuell mit Salz und weißem Pfeffer abschmecken. Den Zander schuppen, abspülen und trockentupfen, in 4 Fischsteaks schneiden und mit Zitronensaft und Salz würzen. Nun 4 ent-

Kartoffel-Linsenragout mit Pilzstrudelsäckchen

Kartoffel-Linsenragout

Zutaten (für 4 Personen):

300 g Kartoffeln

200 g rote Linsen

2 Schalotten

1 EL Butter

3 EL Sojasoße

Jodsalz

Pfeffer

Tabascosoße

Zubereitung:

Die Kartoffeln waschen, putzen und in kleine Würfel schneiden. Kartoffelwürfel und Linsen separat in Salzwasser bissfest kochen. Das Kochwasser abgießen. Die Schalotten häuten, hacken, in der Butter anschwitzen. Die Kartoffeln, Linsen und die Sojasoße zugeben. Kurz erhitzen und nach Bedarf mit Salz, Pfeffer und Tabascosoße abschmecken.

Pilzstrudelsäckchen (Shishigashira-Wan-Tans)

Zutaten (für 4 Personen):

150 g Pom Pom
1 kleine Stange Lauch
2 EL Sojasoße
1 EL Butter
12 Wan-Tan-Blätter (oder 1/2 Paket Strudelteigplatten)
1 Eigelb

Zubereitung:

Den Pom Pom in kleine Würfel schneiden. Den Lauch halbieren, waschen und in streichholzdicke Streifen schneiden. Das Gemüse mit der Sojasoße 5 Minuten in Butter dünsten und abschmecken. Die Wan-Tan- oder Strudelplatten mit Eigelb bestreichen, in die Mitte das Gemüse geben, Säckchen formen und oben zusammendrücken. Im Ofen 5 Minuten bei 200° C backen.

Bunte Shishigashira-Spießchen

Zutaten (für 4 Portionen):

2 Hühnerbrüstchen
300 g Tofu
1 großen Pom Pom (500 g)
1 große rote Paprikaschote
2 kleine Zucchini
4 Frühlingszwiebeln
4 Blätter Chinakohl
4 EL helle Sojasoße
2 EL Rapsöl
2 EL flüssiger Honig
1 Prise Cayennepfeffer

Zum Dippen:

100 g weißer Rettich (nicht der Bierrettich)
8 EL helle Sojasoße
1 Stück Ingwer (4 cm)

Zubereitung:

Die Brüstchen häuten. Das Fleisch in 32 Würfel schneiden. Den Tofu abtropfen lassen und in 16 Würfel schneiden. Den Pom Pom in 16 Würfel (Seitenlänge ca. 1 cm) schneiden. Die Paprikaschote und die Zucchini in 16 Stücke schneiden. Die Frühlingszwiebeln waschen, putzen, die geschlossenen Teile schräg in je 8 Stücke schneiden. Die Chinakohlblätter waschen und abtropfen lassen. Die dicken Blattenden abtrennen und in je vier Teile schneiden. Die weichen Blattenden quer halbieren, zu Röllchen drehen und diese halbieren. Alles zusammen gleichmäßig auf 16 Schaschlikspießchen stecken und in eine flache Schale legen. Die Sojasoße mit dem Öl und dem Honig erhitzen, mit Cayennepfeffer würzen und über die Spieße gießen. Die Spieße 20 Minuten unter Wenden marinieren. Dann in einer Grillschale im Backofen 10 Minuten grillen, dabei häufig umdrehen und immer wieder mit der Soße begießen. Notfalls kann man die Spieße in der Pfanne mit etwas Rapsöl braten.

Für den Dip die Blattspitzen der Frühlingszwiebeln in feine Röllchen schneiden. Den Rettich schälen und fein raspeln. Die Sojasoße in ein Schälchen geben. Den Rettich darin anhäufen, den Ingwer darüberreiben. Mit den Zwiebelringen bestreuen.

Hähnchen mit Gemüse »Shanghai«

Zutaten (für 4 Portionen):
200 g Pom Pom
100 g Shii-take
2 Hühnerbrüste ohne Haut und Knochen
4–5 Blätter Chinakohl (zarter Wirsing oder Spitzkraut)
50 g Bambussprossen
1 Stange Bleichsellerie
250 g Zuckerschoten (oder grüne Erbsen)
1 Stück frische Ingwerwurzel

1 Knoblauchzehe
6 Kirschtomaten
2 EL Sake (oder trockener Sherry)
2 TL Speisestärke
200 ml Hühnerbrühe
2 EL Erdnussöl
3 EL Sojasoße
Pfeffer
1 Prise Zucker

Für die Marinade:
3 EL Sojasoße
2 EL trockener Sherry

Zubereitung:
Die Hühnerbrüste in 1 cm große Würfel schneiden, in eine Marinade aus Sojasoße und trockenem Sherry geben und etwa zwei Stunden ziehen lassen. Den Pom Pom würfeln und die Shii-take hal-

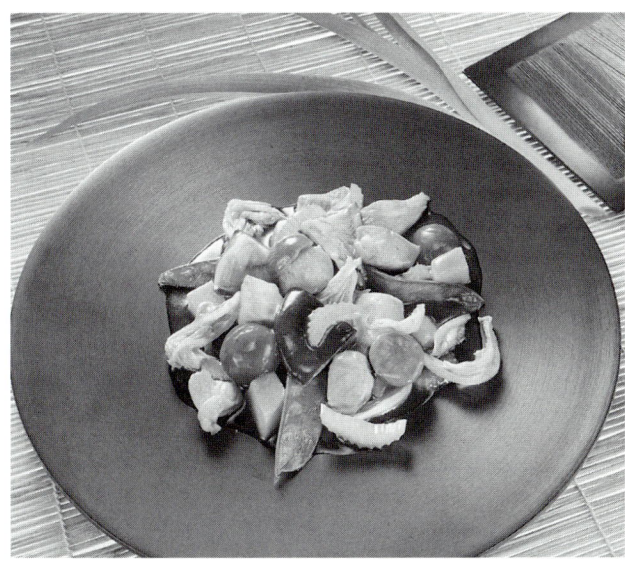

bieren. Den Chinakohl in kleine viereckige Stücke schneiden, dabei die Rippen entfernen. Die Zuckerschoten waschen und putzen, große halbieren, kleine im Ganzen verarbeiten. Den Bleichsellerie und die Bambussprossen in kleine Stücke schneiden. Die Kirschtomaten halbieren. Die Ingwerwurzel reiben und den Knoblauch fein hacken. Die Speisestärke mit dem Sake gut verrühren. 1 EL Öl in den Wok oder eine große Bratpfanne geben und erhitzen. Die Ingwerwurzel und den Knoblauch hinzufügen und umrühren. Den Chinakohl, Pom Pom, Shii-take und den Bleichsellerie dazugeben. Unter ständigem Rühren 1 bis 2 Minuten dünsten. 4 bis 5 EL Hühnerbrühe zugießen und weiterdünsten. Das Gemüse soll knackig bleiben. Anschließend aus dem Wok oder der Pfanne nehmen. Das restliche Öl erhitzen, die Hühnerbruststücke hineingeben, ca. 1 Minute anbraten und dann mit dem restlichen Sherry beträufeln. Das Gemüse, die Zuckerschoten und die Kirschtomaten kurz miterhitzen. Die angerührte Speisestärke hinzugeben, durchrühren, bis die Flüssigkeit bindet. Nach und nach etwas Hühnerbrühe zugeben, bis die Soße flüssiger und klar wird. Mit der Sojasoße, dem Pfeffer und einer Prise Zucker abschmecken.

Dazu reichen:
Reis oder ganz feine Nudeln

Cordon Bleu Yamabushitake

Zutaten (für 4 Personen):

1 großen Pom Pom
4 Salbeiblätter
4 Scheiben gekochten Schinken
4 Scheiben Scheibletten Käse (Gouda) oder 4 Scheiben Emmentaler (z. B. Schweizer Höhlenemmentaler)
1 großes Ei
Semmelbrösel
Mehl
4 EL Rapsöl
1 TL Butter

Zubereitung:

Aus dem Pom-Pom-Pilz acht 1/2 Zentimeter dicke Scheiben herausschneiden. 4 Scheiben Pom Pom mit je einer Scheibe Schinken, einer Scheibe Käse und einem Salbeiblatt belegen; anschließend die restlichen 4 Scheiben Pom Pom darauf legen. In Mehl, verquirlten Ei und Semmelbrösel die 4 Pom Pom Cordon Bleu wenden und im heißen Öl-Butter-Gemisch goldbraun braten. Mit Zitronenscheiben sofort servieren.

Dazu reichen:
Petersilienkartoffeln und Kopfsalat mit einer Zitronenmarinade

Pom Pom Saigon

Zutaten (für vier Personen):

1 mittelgroßer Pom Pom

ca. 100 g Kokosflocken

1 Eiweiß

3 EL Mehl

etwas Cayennepfeffer

Jodsalz

Pfeffer

1 TL helle Sojasoße

2 EL Rapsöl

Zubereitung:

Aus dem Pom Pom etwa 4 gleich große Scheiben schneiden, mit Salz und Pfeffer abschmecken. Das Eiweiß mit der Sojasoße und dem Cayennepfeffer verrühren. Die Pilzscheiben in Mehl sowie dem Eiweiß wenden und anschließend mit den Kokosflocken panieren. Das Rapsöl in einer Pfanne heiß werden lassen und die panierten Pom-Pom-Scheiben hellbraun im heißem Öl ausbacken.

Dazu reichen:
gegrillte Crevetten

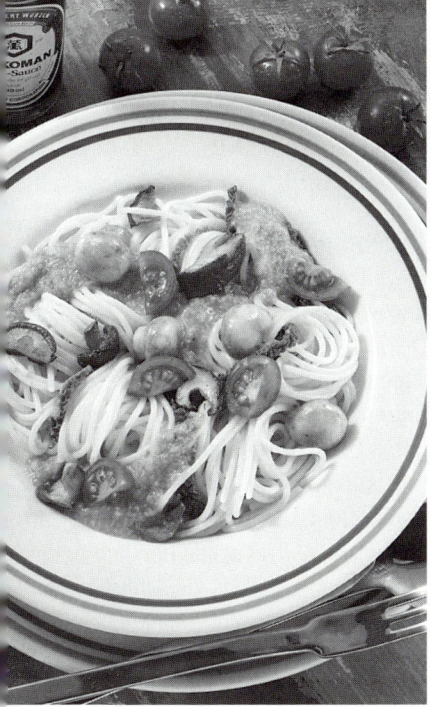

Spaghetti mit Wirsing und Pilzen

Zutaten (für 4 Portionen):

300 g Pom Pom

300 g Shii-take-Pilze (oder auch Champignons)

1 kleiner Wirsingkohl (etwa 600 g)

1 mittelgroße Zwiebel

1 EL Butterschmalz

300 ml Gemüsebrühe

1/8 l Sojasoße

400 g Spaghetti

50 g Kirschtomaten

Zubereitung:

Reichlich Wasser für die Nudeln aufkochen, mit Sojasoße würzen. Die Spaghetti darin bissfest garen. Die Shii-take-Pilze putzen und halbieren,

Tipp:

Die Nudeln und das Wirsing-Pilz-Ragout müssen Sie nicht salzen. Die Sojasoße verleiht beiden ausreichend Würze. Wenn Sie getrocknete Shii-take-Pilze verwenden, dann können Sie den Sud zu dem Pilzgemüse geben.

Pom Pom in Streifen oder in Würfel schneiden. Den Wirsing putzen und waschen. Vier der äußeren Blätter ablösen und beiseite legen. Den restlichen Wirsing vierteln, den harten Strunk herausschneiden, quer in breite Streifen schneiden. Die Zwiebeln schälen und würfeln. 1/2 EL Butterschmalz in einem breiten Topf zerlassen, die Zwiebelwürfel darin glasig dünsten. Die Wirsingstreifen einrühren und anschwitzen, mit der Brühe ablöschen. Den Wirsing zugedeckt bei mittlerer Hitze etwa 15 Minuten dünsten. Das restliche Butterschmalz in einem weiteren Topf zerlassen. Die Shii-take-Pilze und die Pom-Pom-Würfel dazu geben und anschwitzen. Den gedünsteten Wirsing mit dem Kartoffelstampfer zerkleinern. Zu den Pilzen geben, köcheln lassen. Die beiseite gelegten Wirsingblätter in feine Streifen schneiden und diese blanchieren. Die fertig gegarten Spaghetti und die Wirsingstreifen gut abtropfen lassen. Das Wirsing-Pilz-Ragout mit Pfeffer und Sojasoße abschmecken, zu den Spaghetti servieren, mit den blanchier-

ten Wirsingstreifen und geviertelten Kirschtomaten garnieren.

Dazu reichen:
Tomatensalat oder gemischten Salat

Pilzsuppe

Zutaten (für vier Personen):

200 g Pom Pom
150 g Austernpilze
150 g Shii-take
3 EL Rapsöl
2 Knoblauchzehen
250 g Tomaten
1/2 l Fleischbrühe
Jodsalz
Pfeffer aus der Pfeffermühle
6 große Scheiben Weißbrot
70 g geriebener Gruyère
2 Eigelb

Zubereitung:

Die Pilze putzen und in Streifen schneiden. Knoblauchzehen schälen, hacken. Öl in der Pfanne erhitzen, Knoblauch dazugeben und hellbraun braten. Dann die Pilze in das heiße Fett geben und 5 Minuten unter Rühren dünsten. Die Tomaten einkreuzen, mit heißem Wasser überbrühen, schälen, halbieren und entkernen, in Würfel schneiden und zu den Pilzen geben. Die Fleischbrühe angießen und die Suppe zum Kochen bringen. Mit Salz und Pfeffer abschmecken und bei schwacher Hitze 15 Minuten ziehen lassen. Inzwischen die Brotscheiben rösten und in Stücke schneiden, auf die Teller verteilen und die Hälfte des Gruyèrekäse darüberstreuen. Die Eier mit dem restlichen Käse aufschlagen, mit einem Schöpflöffel Suppe verrühren und in die Suppe geben, nicht mehr kochen lassen. Die Suppe auf die Teller verteilen und sofort servieren.

Tipp

Eine Hälfte des Gruyèrekäse durch Parmesan oder Peccorino ersetzen und grob gehacktes Basilikum dazu geben.

Sojabohnen-Sprossen mit Shrimps

Zutaten (für 2 Portionen):

2 EL Rapsöl
2 gehackte Knoblauchzehen
1 kleine rote Paprikaschote
200 g Tofu
4 EL Sojasoße
100 g Pom Pom
400 g Sojabohnen-Sprossen
80 g frische oder tiefgekühlte Zuckerschoten
150 g küchenfertige, gekochte Shrimps

Zubereitung:

Den Tofu nach Packungsanleitung vorbereiten und in ca. 1,5 x 1,5 cm große Würfel schneiden. Mit 2 EL Sojasoße beträufeln. Die Paprikaschote halbieren, die Kerne entfernen und in feine Streifen schneiden. Den Pom Pom in Streifen schneiden. Die frischen Zuckerschoten waschen und trocken tupfen.

Das Öl in einer großen Pfanne erhitzen, den Pom Pom, Paprika und Knoblauch hinzufügen und unter Rühren 1 Minute anbraten. Die Sprossen und die Zucker-

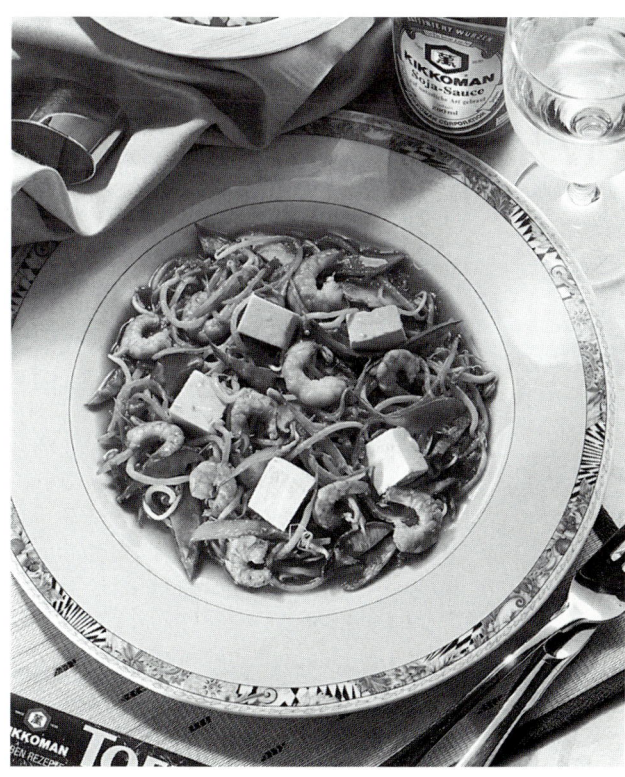

schoten dazugeben, weitere 2 Minuten rühren. Die restliche Sojasoße hinzufügen, umrühren, 1 Minute köcheln lassen. Dann alles auf eine Seite schieben, den Tofu und die Shrimps in die Pfanne geben. Den Tofu und die Shrimps mit den Sprossen, Pilzen und Zuckerschoten bedecken, 3 Minuten köcheln lassen, dann umrühren und servieren.

Dazu reichen:
Basmatireis

Pom Pom à la Italiana

Zutaten (für 4 Personen):
4 EL Olivenöl
400 g Pom Pom gewürfelt
1 kleine Zucchini
je 1 kleine rote und grüne Paprikaschote
1 Becher Crème fraîche
Salz, Pfeffer aus der Mühle

Zubereitung:
Eine Bratpfanne trocken erhitzen. Zuerst das Öl und dann sofort den gewürfelten Pom Pom und das Gemüse hineingeben und alles bei großer Hitze und unter ständigen Rühren braten bis das Gemüse knackig ist (ca. 4–5 Minuten). Den Becher Crème fraîche dazu geben und verrühren. Noch einmal kurz erhitzen, mit Salz und Pfeffer abschmecken.

Dazu reichen:
pochierter Loup de Mer oder Lachs

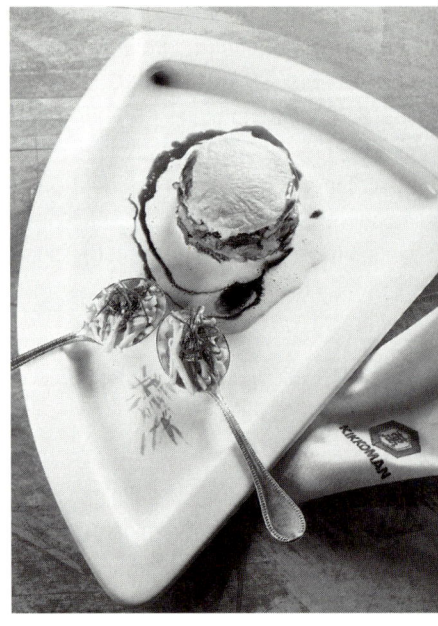

Pilz-Soufflé mit Shii-take-Sojasoße

Zutaten (für 4 Personen):
Für das Soufflé:
800 g frische Mischpilze aus Pom Pom, Austern-, Shii-take und Enokipilze
300 g Blattspinat
1 gehackte Schalotte
1/2 gehackte Knoblauchzehe
1 EL Butter
1 TL Sesamöl
3 EL Olivenöl
3 EL Sojasoße
5 Eigelb
5 EL Weißwein
1 Prise Jodsalz, Pfeffer, Muskat

Für die Soße:

30 g getrocknete Shii-take-Pilze (über Nacht einweichen)
1 gehackte Schalotte
30 g Butter
150 g Sahne
50 g Crème fraîche
50 ml trockenen Weißwein (Grauburgunder, Pinot Grigio)
300 ml Kalbsfond
2 EL Sojasoße
Cayennepfeffer und schwarzer Pfeffer

Zubereitung:

Die Pilze putzen und in Scheiben schneiden. Rapsöl erhitzen, die Pilze kurz andünsten und mit Sojasoße und Pfeffer würzen. Spinat säubern, Stiele entfernen und mit Butter, Sesamöl, gehackter Schalotte und Knoblauch kurz andünsten. Mit Salz, Pfeffer und Muskat würzen. Abtropfen lassen. Aus gefalteter Alufolie Ränder von 5 bis 6 cm Höhe herstellen, diese einfetten und als Ringe von 8 bis 10 cm Durchmesser auf ein gefettetes Backblech geben. Spinat in die Ringe verteilen und die Pilze einfüllen. Die eingeweichten Pilze abtropfen und in Streifen schneiden. In einen Topf die Butter heiß werden lassen, die abgetropften Shii-take mit der gehackten Schalotte anschwitzen, mit Weißwein ablöschen, Sahne und Crème fraîche zugeben, einkochen lassen, abbinden, mit Sojasoße, Pfeffer und Cayennepfeffer abschmecken und warm stellen. Eigelb und Weißwein mit Salz und Pfeffer über einem Wasserbad cremig schlagen und auf die Pilzmasse geben. Im vorgeheizten Ofen bei 160 Grad 12 Minuten garen. In der Zwischenzeit den Kalbsfond mit der Sojasoße verrühren und auf 1/3 einkochen lassen. Das fertige Soufflé aus dem Ofen holen, die Alufolie lösen, das Soufflé in die Tellermitte geben, mit der Shii-take-Sojasoße und dem Kalbsfond umgießen.

Ravioli-Yamabushi-take

Zutaten (für 4 Portionen):
Für den Teig:

300 g Mehl
2 Eier
Jodsalz
4–6 EL Wasser

Für die Füllung:

200 g Pom Pom
200 g Möhren
200 g Emmentaler
1 Zwiebel
100 g Butter
1 Bund Petersilie
Jodsalz, Pfeffer, Muskat
1 Ei
1 l Fleischbrühe (Instant)

Zubereitung:

Aus gesiebtem Mehl, Eiern, ca. 1/2 TL Salz und dem Wasser einen geschmei-

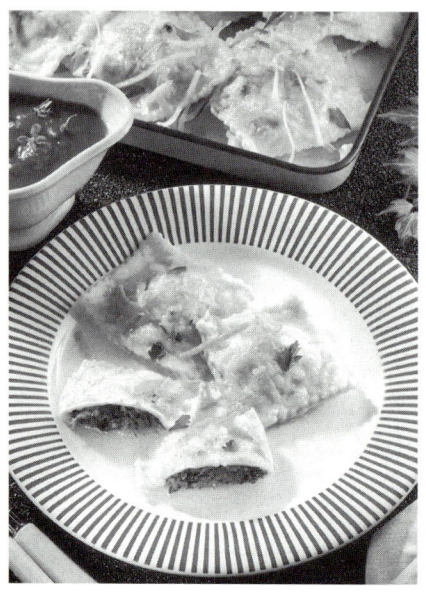

rollen. Aus jedem Stück vier gleich große Rechtecke oder Quadrate ausschneiden, Füllung darauf verteilen. Die Ränder mit Eiweiß bestreichen und zu Taschen zusammenklappen. Die Instant-Fleischbrühe aufkochen. Die Nudeltaschen ca. 10 Minuten in siedender Fleischbrühe garziehen lassen. Nicht kochen lassen! Die Nudeltaschen herausnehmen und in eine flache, hitzebeständige, ausgefettete Form schichten. Dick mit Emmentaler bestreuen und die restliche flüssige Butter darübergießen. Im vorgeheizten Backofen bei 200° C noch ca. 15 Minuten backen lassen.

Dazu reichen:
Tomatensoße und ein bunter Blattsalat der Saison

digen Nudelteig kneten. Er muss beim Durchschneiden Luftlöcher zeigen. Den Teig 50 Minuten abgedeckt ruhen lassen. Den Pom Pom würfeln. Die Möhren schälen, waschen und fein raspeln. 100 g Käse sehr fein würfeln, den Rest reiben. Zwiebelwürfel in 20 g Butter in einer Pfanne glasig werden lassen. Pom-Pom-Würfel und Möhren fünf Minuten darin dünsten. Eventuell ein bisschen Wasser dazu geben. Abkühlen lassen und dann mit Käsewürfeln und gehackter Petersilie mischen, mit Salz, Pfeffer und Muskat abschmecken. Das Ei trennen, Eigelb unter die Füllung mischen. Das Eiweiß zum Bestreichen der Nudeltaschen zurücklassen. Den Nudelteig in vier Portionen teilen. Jede Portion auf wenig Mehl sehr dünn aus-

Poulardenbrust mit Shishigashira-Soße, Zuckerschoten und Rosmarinkartoffeln

Zutaten (für 4 Personen):

8 Poulardenbrüstchen
(insgesamt ca. 700 g)

3 EL Olivenöl

3 EL Weißwein

200 g Pom Pom

2 Schalotten

300 ml Sahne

300 g Zuckerschoten

600 g kleine, neue Kartoffeln

2 EL Rosmarin (gehackt)

60 g Butter

Jodsalz, Pfeffer

Zubereitung:

Die kleinen Kartoffeln mit der Schale kochen, anschließend pellen und auskühlen lassen. In eine große Pfanne reichlich Olivenöl geben und heiß werden lassen, die Kartoffeln und eine kleine getrocknete Pfefferschote dazugeben und goldbraun braten, Öl abtropfen lassen, mit gehackten Rosmarin bestreuen und salzen. Den Backofen auf 180° C vorheizen. Die küchenfertigen Poulardenbrüstchen mit Salz und Pfeffer würzen. Olivenöl in einer Pfanne erhitzen und die Brüstchen darin goldbraun anbraten. In einen Bratentopf geben, 3 EL Weißwein zugeben und ca. 10 Minuten im Backofen schmoren. Den Pom Pom in Streifen schneiden, Schalotten schälen und fein hacken. Etwa 20 g Butter in einer Pfanne erhitzen und die Schalotten anschwitzen. Den Pom Pom dazugeben und bei mittlerer Hitze anschwitzen und mit Salz und Pfeffer würzen. Die Sahne dazugeben und alles einige Minuten köcheln lassen, die Flüssigkeit soll dabei etwas einkochen. Die Zuckerschoten waschen, bei Bedarf putzen, d. h. die Enden abschneiden. In leicht gesalzenen, kochendem Wasser blanchieren. In Butter schwenken und mit Salz und Pfeffer abschmecken.

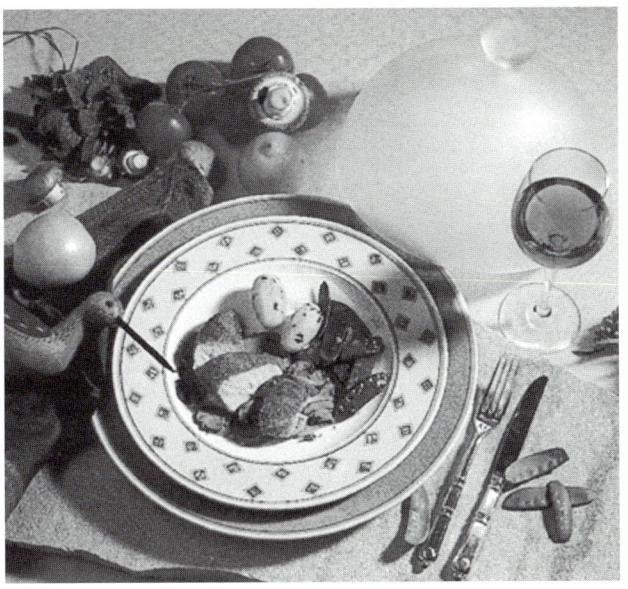

Tipp

Zuckerschoten müssen knackig bleiben und werden nur einige Minuten blanchiert

Blätterteigtaschen mit Pilzfüllung

Zutaten (für 4 Personen):

150 g Pom Pom

150 g Shii-take

150 g Austernpilz

2 fein gehackte Schalotten

1 fein gehackte Knoblauchzehe

4 EL Öl

1 El gehackte Petersilie

4 gehackte Salbeiblätter (getr. 2 TL)

1 TL Rosmarinblätter

600 g Blätterteig (tiefgekühlt)

Mehl zum Ausrollen

1 verquirltes Ei

3 EL Crème fraîche

Zubereitung:

Den Blätterteig auftauen lassen. Den Backofen auf 220 °C vorheizen. Schalotten und Knoblauch im heißen Öl anschwitzen, Pilze hinzugeben und etwa 10 Minuten auf kleiner Hitze köcheln lassen. Pfanne vom Herd nehmen. Die Kräuter untermischen, salzen und pfeffern und die Crème fraîche unterrühren. Den aufgetauten Blätterteig in vier Portionen teilen. Diese jeweils zu einem etwa 20 cm großen Quadrat ausrollen. Dazu die Arbeitsfläche mit etwas Mehl bestäuben, damit der Teig nicht anklebt. Von jedem Quadrat einen etwa einen Zentimeter breiten Streifen abschneiden und beiseite legen. Je ein Viertel der vorbereiteten Füllung in die Mitte eines Teigstücks geben. Die vier Ecken des Quadrats in der Mitte zusammenfassen, sodass sich ein Beutel ergibt und mit einem der Teigstreifen zusammenbinden. Auf dieselbe Art und Weise die drei übrigen Beutel herstellen. Auf ein Backblech setzen und mit verquirltem Ei bestreichen. Im vorgeheizten Backofen etwa 15 Minuten backen, bis die Beutel eine goldbraune Farbe bekommen haben.

Shishigashira Ragout

Zutaten (für 4 Personen):

2 Fleischtomaten

500 g Pom Pom

2 Schalotten

40 g Butter

2 EL Aceto Balsamico

3 EL Weißwein

1/2 Becher Crème fraîche

1 TL gehackten Estragon

Jodsalz

Cayennepfeffer

Zubereitung:

Die Tomaten mit kochenden Wasser übergießen und häuten, von Stengelansätzen und Kernen befreien und würfeln. Den Pom Pom in Würfel schneiden. Die geschälten Schalotten würfeln und in der Butter glasig dünsten. Die Pom-Pom-Würfel zugeben und bei starker Hitze 3 Minuten braten. Dann die Tomaten kurz darin dünsten und mit dem Essig ablöschen. Diesen fast einkochen lassen, den Wein zugießen und auch stark einkochen lassen. Crème fraîche und Estragon zufügen, einmal aufkochen lassen und das Ragout mit Salz, Cayennepfeffer abschmecken.

Dazu reichen:
In fertige Blätterteigpasteten anrichten und mit grünem Salat servieren.

Anhang

Bezugsquellen

MykoVital Heilpilze GmbH
Talweg 2
63694 Limeshain
TEL.: 06047/7073
Fax.: 06047/6920
e-mail: mykovital@gmx.de
Pilzanbau unter kontrolliert biologischen EG-Richtlinien
Pilzpulver in Kapselform verschiedener Heilpilze, unter anderem Pilzpulver aus Hericium erinaceus (Pom Pom), Shii-take und Austernpilz
Frischpilze: Champignon braun, Shii-take, Pom Pom (=Affenkopf)
Trockenpilze: Champignon, Shii-take, Affenkopf, Maitake, Judasohr (geplant)
Fertigkulturen:
Champignon, Shii-take, Affenkopf

Fungi Perfecti
P. O. Box 7634
Olympia, WA, 98507, USA
Tel.: 1-360-426-9292
Fax: 1-360-426-9377
e-mail: mycomedia@aol.com
http://www.fungi.com
Produkte aus medizinischen Pilzen (Tees, Extrakte, Tabletten), getrocknete Pilze, Kulturen für den Eigenanbau von Heilpilzen im Außen- und Innenbereich, Zubehör für den Pilzanbau, Beratung und Seminare für Pilzanbauer

Pelion bv,
Waterlelie
Postfach 99
3648 ZH Wilnis, Niederlande
Tel. und Fax: 0031-297-289068
weißer Pom Pom im biologischer Anbau:
Produkte: weißer Pom Pom als Frisch- und Trockenpilz, als Pulver in Kapseln

Gourmet Mushrooms & Mushroom Products GMHP
P. O. Box 515, Graton, CA 95444, USA
Fax: 1-707-823-9091
http://www.gmushrooms.com/Health/in-des.htm
Produkte medizinischer Pilze, Frisch- und Trockenpilze, Fertigkulturen

Medichin N. Y.
Grote Baan, 97/5
B-3511 Hasselt
Tel.: 003211851336/37
Fax.: 003211851338
e-mail: medichin@skynet.be
http://www.users.skynet.be/medichin
Produkte medizinischer Pilze (Tee und Kapseln): Reishi, Shii-take, Maitake

Glossar

Basidiomyceten, Basidienpilze oder Ständerpilze bilden die Klasse der Echten Pilze mit über 30000 Arten. Sie sind Fäulnisbewohner oder Parasiten (meist auf Pflanzen). Sie bilden ein umfangreiches Myzel, dessen Zellwände vor allem aus Chitin bestehen. Neben den in der Mitte gestielten Ständerpilzen gibt es unter anderen aber auch muschel- oder kugelförmige Pilze.

Der **Fruchtkörper** der Pilze besteht bei der klassischen Form aus Hut und Stiel und trägt an der Hutunterseite die Fruchtschicht bestehend aus Lamellen oder Röhren. Der Fruchtkörper entsteht durch Verdichtung des Myzels. Er enthält die Sporen.

Homöostase wird die normale Stabilität bestimmter Körperfunktionen wie Stoffwechsel, Temperatur, Blutdruck, Blut-pH und ihre Verteidigung gegenüber den vielfältigen »Aggressionen« der Umwelt bezeichnet.

Hyphen sind die fadenförmigen Grundstrukturen der Pilze (Pilzfäden).

Immunmodulatorisch wirkt eine Substanz, die das Immunsystem unterstützt, das normale Gleichgewicht wieder zu finden.

Mykorrhiza ist die Bezeichnung für die Lebensgemeinschaft zwischen Pilzen und höheren Pflanzen, sprich Bäumen und Sträuchern.

Myzel wird die Gesamtzahl der Hyphen bezeichnet, mit denen der Pilz die Nahrung aufnimmt. Bei Kulturspeisepilzen muss das Myzel weiß sein.

Primordium wird der kleine Fruchtkörperansatz genannt, der mit dem bloßen Auge gerade zu erkennen ist.

Saprophyten sind Organismen (Bakterien und Pilze), die vom Abbau toter organischer Substanz leben. Sie sorgen zum Beispiel dafür, dass in den Wäldern Holz, Laub und Nadelstreu abgebaut wird.

Sklerotion ist die Bezeichnung für ein hartes Pilzgeflecht, in dem manche Schlauchpilze überdauern.

Sporen sind die winzigen Fortpflanzungsorgane der Pilze, die man mit den Samen der Pflanzen vergleichen kann.

Substrat wird der Nährboden oder die Unterlage genannt, auf denen Pilze kultiviert werden.

Literatur

Ehlers, Susanne: Untersuchungen zum Anbau und zur pharmakologischen Wirkung des Speisepilzes Hericium erinaceus. UTZ-Verlag-München, 1999

Eisenhut, Renate: Untersuchungen zur Anbautechnologie und zum ernährungsphysiologischen Wert des Speisepilzes Hericium erinaceus (Bull.: Fr.) Hartung-Gorre-Verlag, Konstanz, 1994

Eisenhut, Renate et al.: Untersuchungen über ernährungsphysiologisch wertvolle Inhaltsstoffe (Mineralstoffe, Aminosäuren, Aromastoffe) von Hericium erinaceus (Bull.: Fr.) In: Gartenbauwissenschaft, 60(5), S. 212–218, 1995

Hanssen, Hans-Peter, Schädler, Monika: Pilze als Volksheilmittel in der chinesischen Medizin. Deutsche Apotheker Zeitung, 122. Jhrg., Nr. 37, 1844–8848, 16. 9. 1982

Hobbs, Christopher: Medicinal Mushrooms. Third Edition, December 1996

Kawagishi et al., 1991. Hericenones C, D and E, Stimulators of nerve growth factor (NFG)-synthesis from the mushroom Hericium erinaceum. Tetrahedron Letters, vol. 32, no. 35, 4561–8564

Kawagishi et al., 1994. Erinacines A, B, C, strong stimulators of nerve growth factor synthesis, from the mycelia of Hericium erinaceum. Tetrahedron Letters 35 (10): 1569–1572

Lelley, Jan: Pilzbau. Biotechnologie der Kulturspeisepilze. 2. Auflage, Stuttgart: Ulmer, 1991

Lelley, Jan: Die Heilkraft der Pilze. Gesund durch Mykotherapie. München, Düsseldorf: Econ, 1997

Mizuno, Takashi et al.: Antitumor-active Polysaccharides Isolated from the Fruiting Body of Hericium erinaceum, an Edible and Medicinal Mushroom Called yamabushitake or houtou. Biosci. Biotech. Biochem., 56(2), 347–348, 1992

Mizuno, Takashi et al.: Health foods and medicinal usages of mushrooms. Food Reviews International, II(I), 69–81, 1995

Mizuno, Takashi: Yamabushitake, Hericium erinaceum: Bioactive substances and medicinal utilization. Food Reviews International, II(I), 173–178, 1995

Stamets, Paul: Growing Gourmet & Medicinal Mushrooms. Ren Speed Press, 1993

Xu, CP., 1985. A double-blind study of effectiveness of Hericium erinaceus per therapy on chronic atrophic gastritis. A preliminary report. Chinese Medical Journal 98(6). 455–456

Yang, Q. Y., Jong, S. C.: Medicinal Mushrooms in China. Mushroom Science XII (Part I), 631–643, 1989

Verzeichnis der Rezepte

Register